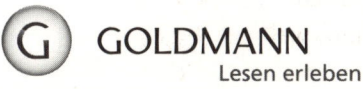

GOLDMANN
Lesen erleben

Buch

Abnehmen auf die leichte Art! Wie das funktioniert, zeigt der beliebte TV-Fitnesstrainer Bob Harper. Er hat sein langjähriges Erfolgskonzept in diesem Buch zusammengefasst. Mit 20 einfach umzusetzenden Regeln rückt die Traumfigur in greifbare Nähe. Man fängt ganz simpel mit dieser Abnehmregel an: Trinken Sie ein großes Glas Wasser vor jeder Mahlzeit! Eine weitere wichtige Regel lautet: Planen Sie einmal pro Woche eine Mahlzeit ein, bei der Sie über die Stränge schlagen! Die Formeln sind allesamt perfekt in den Alltag zu integrieren, und der Bikinifigur steht nichts mehr im Weg.

Autor

Bob Harper ist ein weltbekannter Fitnesstrainer und als solcher Star der amerikanischen Ausgabe von »The Biggest Loser«, der erfolgreichen TV-Serie. Er veröffentlichte bereits mehrere erfolgreiche Fitness-DVDs sowie das Buch »Are you ready!«. Er lebt in Los Angeles.

Greg Critser ist ein erfahrener Wissenschafts- und Medizinjournalist und Bestsellerautor. Er lebt im kalifornischen Pasadena.

Bob Harper
mit Greg Critser

Skinny! Die Diät

Schnell und dauerhaft abnehmen

Aus dem Amerikanischen
von Imke Brodersen

GOLDMANN

Alle Ratschläge in diesem Buch wurden vom Autor und vom Verlag sorgfältig erwogen und geprüft. Eine Garantie kann dennoch nicht übernommen werden. Eine Haftung des Autors beziehungsweise des Verlags und seiner Beauftragten für Personen-, Sach- und Vermögensschäden ist daher ausgeschlossen.

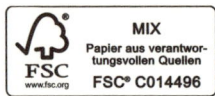

Verlagsgruppe Random House FSC®N001967
Das für dieses Buch verwendete FSC-zertifizierte Papier *Classic 95*
liefert Stora Enso, Finnland.

Dieses Buch ist auch als E-Book erhältlich.

1. Auflage
Deutsche Erstausgabe Januar 2014
Wilhelm Goldmann Verlag, München,
in der Verlagsgruppe Random House GmbH
© 2014 der deutschsprachigen Ausgabe
Wilhelm Goldmann Verlag, München,
in der Verlagsgruppe Random House GmbH
© 2012 der Originalausgabe Bob Harper Enterprises
Originaltitel: The Skinny Rules. The Simple,
Nonnegotiable Principles for Getting to Thin
Originalverlag: Ballantine Books, an imprint
of The Random House Publishing Group, New York
Umschlaggestaltung: Uno Werbeagentur, München
Umschlagfoto: © amanaimages/Corbis
Redaktion: Ruth Wiebusch
Satz: Uhl + Massopust, Aalen
Druck und Bindung: GGP Media GmbH, Pößneck
BK · Herstellung: IH
Printed in Germany
ISBN 978-3-442-17407-2

www.goldmann-verlag.de

Besuchen Sie den Goldmann Verlag im Netz

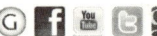

Inhalt

Einleitung: *Esst, was ich twittere!*   7

Teil I
Skinny! Die Diät   21

Regel 1: Vor jedem Essen ein großes Glas Wasser trinken – ohne Wenn und Aber!   25

Regel 2: Kalorien trinkt man nicht   28

Regel 3: Keine Mahlzeit ohne Proteine – das macht satt und hebt die Laune   36

Regel 4: Schluss mit Weißmehl und poliertem Reis   49

Regel 5: 30 bis 50 Gramm Fasern pro Tag   56

Regel 6: JEDEN Tag Äpfel und Beeren essen!   61

Regel 7: Keine Kohlenhydrate nach dem Mittagessen   67

Regel 8: Wissen, was drin ist: Inhaltsstoffe lesen lernen   70

Regel 9: Portionsgrößen beachten   79

Regel 10: Zucker und Süßstoff streichen   82

Regel 11: Keine Kartoffeln!   86

Regel 12: Einmal pro Woche fleischlos glücklich   90

Regel 13: Schluss mit Fast Food und Frittiertem   95

Regel 14: Ein gutes Frühstück   100

Regel 15: Mindestens zehn Mal pro Woche selber kochen   105

Regel 16: Salziges beschränken   111

Regel 17: Iss dein Gemüse!   114

Regel 18: Ohne Essen ins Bett   119

Regel 19: Schlaf gut   122

Regel 20: Einmal pro Woche geplanter Genuss   126

Teil II
Das gibt es alles bei Skinny!   129

Ihr Erfolgsrezept   137

Die Speisepläne   150

Teil III
So leicht geht Skinny!   195

Die Grundrezepte   201

Noch mehr Rezepte für Skinny!-Fans   228

Quellenangaben   295

Dank   305

Rezeptregister   309

Sachregister   313

Einleitung:
Esst, was ich twittere!

Manche Ideen brauchen nur einen winzigen Anstoß.

Zum Beispiel einen Tweet.

So kam dieses Buch zustande.

Auf dem Rückweg von einem Drehtag für die amerikanische Ausgabe von *The Biggest Loser* klingelte mein Handy. Es war Ben, der Mann von Olivia, die Staffel 11 gewonnen hat.

»Ich folge Ihnen«, sagte er. Obwohl mir klar war, dass es sicher nicht um Stalking ging, musste ich doch nachfragen, was um alles in der Welt er damit meinte.

»Ich esse dasselbe wie Sie – die Mahlzeiten, die Sie auf Twitter veröffentlichen.«

Ben, der wie Olivia rund 50 Kilo Übergewicht mit sich herumschleppte, fuhr fort: »Auf diese Weise halte ich die Verbindung zu Olivia... Es ist, als wäre ich bei ihr.« Falls Sie das Konzept meiner Show nicht kennen, möchte ich es kurz erklären: Es geht dabei um den Wettstreit, wer am meisten abnimmt. Während der Drehzeit sind die Teilnehmer von ihren Familien und ihrem normalen Alltag getrennt, damit keinerlei Gefahr besteht, dass sie in ihre normalen Essgewohnheiten zurückfallen. Ben hatte seine Frau zum Zeitpunkt dieses Gesprächs also seit Wochen nicht gesehen.

Meinen Tweets über unsere Mahlzeiten zu folgen vermittelte ihm das Gefühl, ihr etwas näher zu sein.

Ein paar Wochen später sah ich Ben beim Finale wieder, wo er seiner Frau zujubelte. Er war deutlich schlanker, denn er hatte rund 50 Kilo abgenommen! Wir waren so beeindruckt, dass wir ihn auf die Bühne baten, um am Triumph seiner Frau teilzuhaben und zugleich seine eigene Leistung zu feiern. Später verriet er uns, wie er das geschafft hatte und warum es geklappt hatte.

»Ich bin bloß Bob gefolgt. Ich habe seine Tweets abonniert. Ich habe das gegessen, was *er* gegessen hat. Ich dachte, das kann ja nicht so falsch sein. Das ist das, was der Fachmann isst! Und damit war es ganz einfach. Mir war plötzlich sonnenklar, was zählte und worauf es für meine Ernährung ankam. Das ... hat mir irgendwie die Regeln vermittelt.«

Zack! *Die Regeln.*

Jeder, der je Diät gehalten hat, weiß genau, was Ben meint. Aktuell werden wir von allen Seiten mit Ratschlägen zur Gesundheit bombardiert – über Diäten, Ernährung, Abnehmen, Sport, Bio oder nicht, frei laufende Hühner oder Masthähnchen. Hinzu kommen die täglichen Meldungen aus Medizin und Wissenschaft, die oft genug entweder auf der Hand liegen (kein krankhaftes Übergewicht = gut) oder allem widersprechen, was wir immer für richtig hielten (Fruchtsaft = nicht so gut), und schon schwirrt einem der Kopf.

Wenn man so viele Informationen über ein Thema erhält, dass man keine vernünftige Entscheidung mehr treffen kann (in diesem Fall zur Frage: »Was soll ich essen?«), ist das auch kein Wunder. Es ist unglaublich niederschmetternd, und praktisch jeder Diätkandidat kennt den Begleiter dieser Informationsflut: die Angst. Was die mit sich bringt, kennen Sie auch, nämlich Erschöpfung, Niedergeschlagenheit und schließlich Fressorgien. Was könnte (meiner Erfahrung nach) Stress und Angst denn auch besser lindern als beispielsweise Schokoladencreme? Ein ganzes Glas voll. Stimmt's? Allerdings entspricht es ganz und gar nicht den Ratschlägen, die man ursprünglich befolgen wollte.

Wie wäre es also, diese Informationsflut auszublenden? Darüber dachte ich nun nach. Wie wäre es, wenn ich eine Liste mit einfachen, unverbrüchlichen Regeln aufstellen würde, die jeder Mann und jede Frau im Alltag befolgen kann – Regeln, auf die man sich im Zweifelsfall sofort berufen kann, die man nicht nur einsetzt, wenn man abnehmen möchte, sondern auch, um schlank zu *bleiben*.

Regeln für die *Skinny!-Diät*.

Ich bin bestimmt nicht der Erste, dem so etwas einfällt, doch in der modernen Informationsgesellschaft sind Regeln wichtiger denn je. Warum? Weil Grenzen immer mehr verschwimmen. Es gibt keine Schallgrenze mehr, keinen klaren Hinweis, der uns sagt, wann wir genug haben. Der Hauptgrund, warum wir immer dicker werden, ist die leichte Verfügbarkeit billiger, schmackhafter Kalorienbomben. Sehen Sie sich die Statistik an. Immer mehr Menschen essen auswärts und vertilgen dabei enorme Portionen. Sie essen ungesundes Fast Food, trinken riesige Mengen süßer Softdrinks oder Energy Drinks und schieben Unmengen Fertiggerichte in die Mikrowelle. Das ist alles schön einfach – und macht im Handumdrehen dick.

Wer bei der Garderobe Idealmaße anstrebt, muss sich von XXL-Portionen lösen. Was die Teilnehmer von *The Biggest Loser* gelernt haben (und ich von ihnen), gilt für jeden, egal, ob er zehn Kilo abbauen möchte oder 100: Man braucht einen klaren Schnitt. Verabschieden Sie sich von Ihrer Vergangenheit, und fangen Sie ganz neu an. Ohne Rückfahrkarte.

Wenn Sie das akzeptieren und sich klarmachen, dass es keine Zielgerade gibt, steigen Ihre Erfolgschancen. Genau wie bei Ben, der nicht nur 50 Kilo abgenommen, sondern das neue Gewicht bisher auch gehalten hat.

»Moment mal, Bob«, sagen Sie jetzt, »ich will doch bloß zehn Kilo leichter werden.«

Ich glaube, das stimmt nicht. Mal ehrlich: Wenn Sie »bloß« zehn Kilo leichter sein wollten, hätten Sie das angesichts der Vielzahl von Diätbüchern, von denen etliche wirklich gut sind, längst geschafft.

Nein, wenn Sie jetzt hier sitzen und ein Diätbuch von einem Trainer von *The Biggest Loser* lesen, dann glaube ich, dass Sie ... irgendwie ... doch ... ein bisschen ... mehr ... wollen als bloß leichter *werden*.

Sie wollen schlank *bleiben*.

Sie wollen etwas, das im Alltag funktioniert.

Etwas, das gesund und praktisch zugleich ist.

Etwas, worauf Sie immer zurückgreifen können.

Etwas, das beständig, nicht verhandelbar und einfach ist.

Das möchte ich mit diesem Buch erreichen. Betrachten Sie es als Anleitung für Ihr Leben als Mensch mit einem gesunden Gewicht, jemand, der gut zu essen bekommt und davon auch wirklich satt wird. Jemand, der zu all den Jumbobechern Cola und den Riesenportionen Pommes frites mühelos »Nein, danke« sagen kann.

Natürlich bekommen Sie nicht *nur* Ernährungsregeln vorgesetzt. In Teil I stelle ich Ihnen die Skinny-Grundsätze vor, 20 Prinzipien, die Sie lesen, verstehen und nach Kräften beachten müssen. Danach folgt Teil II, in dem Sie erfahren, welche Ernährung ich für den Alltag empfehle. Sie bekommen einen 30-Tage-Plan, der Ihnen im ersten Monat jeden Tag zeigt, wie Sie sich an die Regeln halten können. In Teil III finden Sie Ihr Handwerkszeug, nämlich die Grundrezepte und die Tipps, die Sie zum Nachschlagen, Kochen und Essen benötigen. Alles ist so konzipiert, dass Sie nicht mehr im Trüben fischen, um abzunehmen. Nach dem ersten Monat werden Sie feststellen, dass Sie bereits abgenommen haben. Dann dürfte es Ihnen leichterfallen, sich langfristig nach meinen Regeln zu ernähren. Auch das Händchenhalten, das ich in diesem Buch für Sie übernehme, wird dann überflüssig, denn Sie sind zu diesem Zeitpunkt bereits auf dem besten Weg zu einem schlankeren Leben.

Verstehen Sie mich bitte nicht falsch. Die Umstellung wird kein Spaziergang. Abkürzungen führen meist in die Irre. Denken Sie daran, was Ben geholfen hat: Regeln und klare Anweisungen gegen das unablässige Abwägen. So konnte er unbesorgt rationale Entscheidungen über seine Ernährung treffen.

Ich möchte außerdem darauf hinweisen, dass ich keineswegs herzlos bin. Ich weiß durchaus, wie viel ich Ihnen mit meinen Regeln abverlange und dass die meisten Menschen nur über eine begrenzte Willenskraft verfügen (die allerdings weit höher liegt, als Sie meinen!). Besonders in den ersten 30 Tagen kann es einem schwerfallen, die vielen Regeln zu befolgen. Das hängt auch davon ab, wie man sich bisher ernährt hat. Immerhin brechen Sie mit alten Gewohnheiten und üben neue ein; das ist eine echte Herausforderung. Aber ich bin, wie gesagt, nicht herzlos: Für die Regeln, die den meisten Teilnehmern am schwersten fallen, habe ich Zwischenschritte entwickelt, die im Buch mit diesem Zeichen markiert sind: 🕖. Diese Zwischenschritte helfen Ihnen, sich langsamer von der alten Gewohnheit zu lösen und schrittweise gesünder zu leben. Denken Sie bitte immer daran, dass jeder Zwischenschritt nur vorübergehend ist. Das Ziel bleibt, sich die ganze Zeit an die Regeln zu halten!

»Ich mache jetzt diese neue Diät«

Am liebsten würden Sie sofort loslegen? Bitte nichts überstürzen. Bevor wir anfangen, müssen wir mit ein paar verbreiteten Mythen aufräumen, die vielleicht auch Ihr Denken beherrschen. Diese Mythen beruhen auf alten Diätregeln, noch älteren Erkenntnissen der Ernährungswissenschaften und uralten Denkweisen. Es gibt sie – aber das bedeutet nicht, dass sie auch funktionieren. Vermutlich werden Sie sich in einigen der nachfolgenden Ausreden, Rationalisierungen oder Vermutungen wiederfinden. Bitte tun Sie sich den Gefallen und hören Sie mir zu. Wenn Sie verstehen, auf welche Weise Sie sich irren oder sich gar selbst belügen, wird es mit dem Abnehmen diesmal klappen.

Sie sagen: »Ich muss mich nur viel bewegen, dann klappt das Abnehmen wie von allein.«

Ich sage: Stimmt. Wenn Sie dafür jeden Tag fünf Stunden Zeit haben. Der morgendliche Sechs-Kilometer-Marsch verbrennt 350 Kalorien – das ist noch nicht einmal die kleine Portion Fritten bei McDonald's. Die Stunde Pilates oder Yoga? Dito – nicht einmal ein großer Chai Latte von Starbucks.

Auch mir ist das Umdenken nicht leichtgefallen, das können Sie mir glauben. Ich war davon überzeugt, ich könnte anderen durch Bewegung alles abtrainieren. Aber Training ohne Diät reicht nicht aus. (Und Sie haben es nun einmal nicht so leicht wie meine *Biggest Loser*-Teilnehmer, denen sechs Stunden am Tag ein Trainer zur Seite steht, und die sich im Rahmen der Show nicht um den täglichen Kleinkram kümmern müssen.)

Sie brauchen sich nicht allein auf mein Wort zu verlassen. Vor Kurzem beobachteten Harvard-Forscher insgesamt 1847 übergewichtige Männer und Frauen, von denen ein Teil allein mehr Sport trieb und ein Teil nur Diät hielt. Die Ergebnisse waren eindeutig und für die Sportgläubigen ernüchternd: »Unsere Ergebnisse zeigen, dass reines aerobes Training für diese Patienten keine wirksame Strategie für einen Gewichtsabbau ist.«

Alles klar? Können 1847 Menschen wirklich falschliegen?

Sie sagen: »Ich wiege mich nur einmal die Woche, sonst verliere ich den Mut und werde rückfällig.«

Ich sage: Früher hätte ich Ihnen dasselbe geraten. Wer Diät halten will, sollte sich auf keinen Fall ständig Vorwürfe machen, weil er oder sie nicht schnell genug abnimmt. Oder angesichts der enormen Herausforderung in Depressionen verfallen.

Heute denke ich anders. Diätwillige können die Wahrheit durchaus verkraften. Ich erinnere mich an eine Kandidatin, die mir verriet, warum sie jeden Tag auf die Waage steigt: »Bob, ich brauche einfach eine Rückkopplung, die nackten Tatsachen. Das motiviert mich. Auch wenn es deprimierend sein kann; das halte ich schon aus.« Wie Ben griff diese Dame auf meine Tweets zurück, weil sie etwas Konkretes brauchte, an das sie sich halten konnte. Lässt sich das wissenschaftlich untermauern? Viele Ergebnisse gibt es nicht, aber eine Untersuchung der Marshfield Clinic aus Wisconsin an 1200 Diätkandidaten ergab, dass »häufiges *Selbstwiegen* für fettleibige Personen das Beste zu sein scheint«.

Es ist also okay, wenn Sie regelmäßig selbst Ihr Gewicht kontrollieren. Sie werden damit schon fertig. Ohne Scherz.

Sie sagen: »Es geht doch letztlich nur um Kalorienzufuhr und Kalorienverbrauch. Fertig, aus.«

Ich sage: Das ist nur der Anfang. Natürlich lässt sich die Physik nicht außer Kraft setzen. Aber bestimmte Nahrungsmittel unterstützen das Abnehmen besser als andere. Entsprechende Forschungsergebnisse liegen noch nicht allzu lange vor; die Vorstellung, dass bestimmte Kalorien weniger leicht dick machen als andere, galten bis vor Kurzem als lächerlich. Doch nach der Auswertung von Daten über große Personengruppen, die über mehrere Jahrzehnte beobachtet wurden, entwickeln wir hierzu allmählich eine neue Sichtweise.

Die überzeugendsten Ergebnisse stammen aus der berühmten *Nurses' Health Study* (einer Harvard-Studie, an der nur Frauen teilnahmen) und der *Health Professionals Follow-up Study* (nur männliche Teilnehmer). Insgesamt wurden 129 000 Beschäftigte aus dem Gesundheitswesen über mittlerweile 20 Jahre beobachtet. 2011 nahmen sich die Forscher eine neue Frage vor: Kann man mit bestimmten Lebensmitteln womöglich abnehmen, selbst wenn man mit der Zeit *mehr* davon isst?

Die Antwort war für viele Traditionalisten verblüffend. Wie erwartet ging der vermehrte Verzehr von Obst und Gemüse mit Gewichtsverlust einher, während mehr Kalorien in Form von Kartoffelchips das Gewicht erhöhten. Erstaunlich waren jedoch die weniger naheliegenden Punkte: Mehr Nüsse, Vollkorn und – praktisch für uns, wie Sie noch sehen werden – Joghurt zeitigten ebenfalls einen erheblichen Gewichtsverlust.

Der Grund dafür ist bisher noch unklar, doch es gibt eine

Vermutung: Diese Lebensmittel lassen Blutzucker und Insulin nicht so hoch ausschlagen wie andere Produkte und machen daher nicht hungrig. Außerdem (und darauf werde ich immer wieder eingehen) zählen sie nicht zu den besonders süßen oder salzigen Lebensmitteln und programmieren Ihre Psyche nicht darauf, die ungesunden, extremen Aromen zu erwarten, die Sie schon so lange zu sich nehmen. Milch, ob fettarm oder Vollmilch, erweist sich als *deutlich* besser als all die »gesunden« Fruchtsäfte, für die wir so viel Geld ausgeben. Woran das liegt, erkläre ich Ihnen später. Vorläufig dürfen Sie darauf vertrauen, dass Sie auch in Zukunft weit mehr Auswahl haben, als Sie vielleicht meinen.

Können 129 000 Krankenschwestern falschliegen?

Sie sagen:	»Ich streiche einfach alle Kohlenhydrate oder alles Fett. Ist doch ganz einfach.«
Ich sage:	Einfach, aber völlig unrealistisch. Und auf die Dauer ziemlich deprimierend. Erfahrungsgemäß gibt es immer Probleme, wenn man bei einer Diät auf eine *komplette Nährstoffkategorie* (wie Kohlenhydrate oder Fette) verzichtet. Auf die Dauer ist das unrealistisch, und deshalb wird das verlorene Gewicht zurückkommen.

Etwas ersatzlos zu streichen funktioniert nicht. Immer wieder habe ich von meinen Teilnehmern gehört: »Weißt du, Bob, meine Mutter stammt aus Italien. Ich kann die Lasagne unmöglich völlig streichen. Sie gehört bei uns zur Familientradition. Das ist unser Sonntagsessen. Sie ist einfach ein Teil von mir.« Stimmt. Deshalb werde ich Ihnen beibringen, wie man solche Speisen mit Weisheit verzehrt – und damit meine ich keineswegs erbsengroße Portiönchen.

Sie sagen: »Ich esse einfach gar nichts. Dann nehme ich auf jeden Fall ab.«

Ich sage: Stimmt nicht. Über Jahre hinweg hat sich immer wieder bewahrheitet, dass die meisten Menschen essen müssen, um abzunehmen. Zum Teil liegt das am Stoffwechsel selbst: Damit der Motor auf all den Reservetreibstoff zurückgreift, den Sie mit sich herumschleppen, muss er erst einmal angeworfen werden. Außerdem wird jemand, der gar nichts mehr isst, zu leicht rückfällig. Hinzu kommt, dass das Frühstück oberste Priorität genießt. Damit entgeht man nämlich unmittelbar dem nächsten Trugschluss, nämlich...

Sie sagen: »Ich kauf mir einfach auf dem Weg zur Arbeit eine Kleinigkeit.«

Ich sage: Zum Beispiel? Einen Joghurt mit etwas Leinsamen und frischen Himbeeren? Quatsch! Sie wissen selbst, was dabei herauskommt: eine Butterbrezel (oder für die fettfreie Fraktion die Brezel ohne Butter). Damit sind Sie allerdings bisher auch nicht weit gekommen. Also schlagen Sie es sich aus dem

Kopf. Die Kombination aus Joghurt, Leinsamen und Beeren wäre zwar genau das Richtige, ist aber vermutlich gerade nicht griffbereit. Deshalb bekommen Sie von mir in diesem Buch diverse Anregungen für ein leckeres, unkompliziertes Frühstück. Eines der Hauptziele der *Skinny!-Diät* ist, dass Sie wieder selbst bestimmen, was Sie essen. Wir fangen gleich mit der ersten und wichtigsten Mahlzeit des Tages an.

Sie sagen: »Schnell abzunehmen ist sowieso ungesund.«
Ich sage: Wer ansonsten gesund ist, kann einen kurzen, raschen Gewichtsverlust durchaus verkraften. Es kann zwar zu Gesundheitsproblemen kommen, insbesondere Gallensteinen, aber die betreffen nur rund zwölf Prozent extrem übergewichtiger Patienten, die über längere Zeit eine stark kalorienreduzierte Kost zu sich nehmen. Ich gehe einmal davon aus, dass Sie nicht in diese Kategorie fallen. Wenn doch, sollten Sie es langsam angehen. Insgesamt aber sollte es jedem, der ein Vitaminpräparat zu sich nimmt, ausreichend trinkt und darauf achtet, genug Proteine und Kalium zu bekommen, gut gehen. Und beim Wiegen bekommen Sie den psychologischen Energieschub, der Sie bei der Stange hält.

Auf geht's!

Nachdem wir nun alle Missverständnisse, Trugschlüsse und Ausflüchte über Bord geworfen haben, die Ihnen vielleicht bisher das Leben schwer machten, sind Sie startklar.

Auf ins Abenteuer!

Das Ergebnis dieser Reise wird Sie begeistern!

Teil I

Skinny! Die Diät

Bei meiner Arbeit an diesem Buch schauten mir immer wieder andere über die Schulter und gaben Kommentare ab wie: »Hey, Bob. Das ist aber hart. Hälst du das nicht für entmutigend? Kannst du ihnen die Sache nicht etwas leichter machen?«

Irgendwann platzte mir der Kragen: »Diese Regeln muss man nicht lieben! Sie sollen dauerhaft funktionieren!« Außerdem ist es gar nicht so schlimm. Man muss vielleicht etwas umdenken, weil es etwas *ungewohnt* ist, aber keiner braucht zu hungern, und man kommt nie durcheinander. Dafür sorge ich schon.

Eines muss klar sein: Wenn Sie abnehmen und das neue Gewicht auch halten wollen, müssen Sie Ihr Leben verändern. Das bedeutet eine grundlegende Umstellung. Es geht um Ihre Standardeinstellungen, die Gewohnheiten, in die man unter Druck automatisch zurückfällt, genau wie ein Computer beim Neustart ohne Sicherungskopien. Automatisches Computer-Backup = gut. Standardeinstellungen = weniger gut. Die Standardeinstellungen müssen verändert werden.

Was bedeutet das? Es bedeutet, dass man neue – und teilweise straffe – Regeln einführen muss, die auf Dauer absolut logisch sind, anfangs aber etwas Vorschussvertrauen erfordern.

Vorschussvertrauen? Na klar! In anderen Lebensberei-
chen können Sie das ja auch, wenn Sie beispielsweise eine
Fortbildung belegen, von der Sie sich bessere Zukunftschan-
cen versprechen. Vorschussvertrauen bedeutet einfach, dass
man offen und bereitwillig an etwas Neues herangeht.

Wagen Sie diesen Schritt ins Ungewisse mit mir. Ich
weiß, dass diese Regeln Ihr Leben positiv verändern werden. Sobald Sie sich eine Woche daran gehalten haben – und
so lange braucht ein Mensch laut übereinstimmender Ex-
pertenmeinung, um neue Gewohnheiten einzuschleifen –,
werden bessere Ernährungsentscheidungen Ihnen leichterfallen und sogar unbewusst ablaufen. Bis dahin haben Sie
auf der Grundlage meiner Basisrezepte vermutlich schon
eigene Varianten entwickelt und auch herausgefunden, mit
welchem Speiseplan Sie am glücklichsten sind.

An dieser Stelle möchte ich Sie daher auffordern, meinem
Vorgehen vorerst zu *vertrauen,* auch wenn es sich zunächst
ungewohnt anfühlen mag. Auf geht's!

Regel 1
Vor jedem Essen ein großes Glas Wasser trinken – ohne Wenn und Aber!

Das dürfte wohl die einfachste Regel der Welt sein und damit ein guter Anfang. Zumal es sich auch um eine elementar wichtige Regel handelt. Sie brauchen nun einmal ausreichend Flüssigkeit. Trinken Sie also vor jeder Mahlzeit mindestens ein großes Glas Wasser. Am liebsten wäre es mir, wenn Sie nicht weniger als fünf Gläser Wasser pro Tag trinken, und das erste davon innerhalb einer Viertelstunde nach dem Aufwachen.

Muss ich darauf wirklich so herumreiten? Oh ja. Denn Wasser ist für das Abnehmen von zentraler Bedeutung. Wenn Sie schwitzen, erhält es die Organe gesund. Außerdem unterstützt es die Verdauung und das Sättigungsgefühl.

Glauben Sie mir: Wassertrinken hilft beim Abnehmen. Am leichtesten lässt sich das bei stark übergewichtigen Kindern beobachten. Ein israelisches Forscherteam untersuchte kürzlich den Grundenergieverbrauch oder Grundumsatz von 21 stark übergewichtigen Kindern. Darunter versteht man die Energiemenge, die der Körper benötigt, wenn er schläft, fernsieht oder einfach herumsitzt und in die Gegend starrt. Die Forscher ließen die Kinder reichlich kaltes Wasser trinken und maßen anschließend alle zehn Minuten den Grundumsatz. Die Reaktion fiel deutlicher aus als erwartet. Innerhalb von 24 Minuten stieg der Grundumsatz an. Nach 57 Minuten war er um 25 Prozent gestiegen, und diese Wirkung hielt 40 Minuten an.

Verstanden? Allein durch Wassertrinken erhöht der Körper den Kalorienverbrauch. Die Wissenschaftler folgerten daraus, dass man bereits durch diese Maßnahme in einem Jahr 1,5 Kilo abnehmen kann.

Das klingt nicht viel, hört sich aber trotzdem gut an, oder?

Die Teilnehmer der Show *The Biggest Loser* sind in der Regel chronisch dehydriert, und ihre kollektive Erfahrung zeigt einen zweiten Grund dafür, reichlich Wasser zu trinken. In der Regel verzehren sie bis zu der Show ziemlich viel Salz, und zwar sowohl unwissentlich – als Bestandteil der gebratenen und vorgefertigten Nahrungsmittel, von denen sie sich zumeist ernähren und die so viel zu ihrem Übergewicht beitragen – als auch wissentlich: Zu viele von ihnen salzen alles nach, was auf den Tisch kommt. Die meisten essen so viel Salz, dass das empfindliche biochemische Gleichgewicht des Körpers durcheinandergerät. Wenn die Nieren ohne ausreichend Flüssigkeit mit Salz überschwemmt werden, verlieren sie zu viel Kalium, das neben anderen Mineralstoffen ein Schlüssel zum Gewichtsverlust ist.

Meine privaten Fitnesskunden haben mir gezeigt, dass ein erhöhter Wasserkonsum dem Körper auch in anderer Hinsicht guttut. Sobald sie bewusst reichlich Wasser zu sich nehmen, steigt auch ihre Trainingsleistung. Die Muskeln ermatten weniger schnell, die Erholungsphasen verlaufen rascher, und sie sind nachmittags nicht so erschöpft.

Decken Sie Ihren Wasserbedarf!

• Vor jedem Essen gibt es ein großes Glas Wasser. Ohne Ausrede.

• Sorgen Sie jeden Abend dafür, dass der nächste Tag gut losgeht: Stellen Sie ein großes Glas Wasser auf den Nachttisch und trinken Sie es am Morgen gleich nach dem Aufstehen aus.

• Peppen Sie Ihr Wasser auf, indem Sie einen Krug mit einem kalorienfreien Vitamin- und Mineralstoffpräparat vorbereiten. Ich verwende Päckchen, die für jeweils einen Liter gedacht sind. Wenn der Wasserkrug trinkfertig im Kühlschrank steht, ist es viel einfacher, vor dem Essen ein Glas zu trinken. Ich selbst leere meine Portion während meines Workouts.

Regel 2
Kalorien trinkt man nicht

Kalorienreiche Getränke sind gesundheitsschädlich und berauben uns hochwertiger Nahrungsmittel. Wirklich! Das liegt daran, dass sie bereits so viele Kalorien liefern, dass man von der falschen Sorte Energie »satt« wird.

Softdrinks: Jeder Becher, jede Dose und jede Flasche dieses Zuckerwassers bedeutet, dass Sie bereits die Kalorienmenge trinken, *die Sie eigentlich essen sollten.*

Diese Regel habe ich im Rahmen meiner Arbeit für *The Biggest Loser* entwickelt. Bei der Durchsicht der Ernährungstagebücher der Kandidaten fiel mir auf, dass die meisten große Mengen süßer Limonaden tranken, von denen oft schon ein Becher 500 Kalorien liefert. Manche tranken davon sogar mehrere und nahmen so locker 1500 Kalorien pro Tag nur in Form von gezuckertem, aromatisiertem Mineralwasser zu sich. In der Mastviehhaltung wird Mais verfüttert, damit die Tiere schneller fett werden. Denken Sie beim nächsten Griff zu einem mit Maissirup gesüßten Getränk daran: Sie sind doch kein Rindvieh!

Hinzu kommt, dass Cola und andere gezuckerte Limonaden in den Augen aller Gesundheitsbehörden der Welt als

Hauptverdächtiger für die sich immer weiter ausbreitende Diabetesepidemie gelten. Ein Freund erzählte mir, dass seine Teenager das vor einigen Jahren begriffen hätten, als ihr Vater seine Diagnose erhielt. Sobald heute jemand in dieser Familie nach einer Limo fragt, lautet die strahlende Antwort: »Aber klar. Welchen Diabetes hättest du denn gern?«

Wenn auch Sie gewohnheitsmäßig Softdrinks zu sich nehmen, kann die Umstellung schwerfallen. Es ist jedoch unerlässlich, schnellstmöglich damit aufzuhören. Wenn Sie »echte« Limonaden bevorzugen (also die zuckerhaltige Version), kippen Sie leere Kalorien in sich hinein, die nicht lange satt machen. Doch auch mit Diätgetränken oder kalorienfreien Süßgetränken tun Sie sich keinen Gefallen. Das sind künstliche Süßungsmittel, und davon halte ich rein gar nichts (wie Sie in diesem Buch immer wieder hören werden). Sie machen nur Appetit auf mehr Süßes. Schluss mit diesem Wahnsinn! Das Zeug kommt Ihnen nicht mehr ins Haus. Damit die Entwöhnung leichterfällt, können Sie es mit selbstgemachten kalorienfreien Getränken *mit* Geschmack probieren. Versetzen Sie Mineralwasser mit etwas Limetten- oder Zitronensaft. Und besorgen Sie sich ungesüßte, nicht aromatisierte Kräutertees. Sie können gleich eine ganze Kanne vorkochen und für den Nachmittag kalt stellen. In Regel 15 stelle ich außerdem meinen bewährten »Softdrink-Eliminator« vor. Probieren Sie es einfach aus.

Fruchtsaft, Fruchtsaftgetränke und Fruchtnektar: Saft enthält in der Regel genauso viele Kalorien und ebenso viel Zucker wie Cola. Ich sehe schon, wie Sie protestieren. Sind die Vitamine und Ballaststoffe im »natürlichen« Saft nicht wichtiger? Nein. Das hat man Ihnen nur eingeredet. Saft trinken ist dasselbe wie Limonade trinken. Sie wollen Obst? Dann essen Sie Obst. Eine ganze Frucht. Anstelle von extrahiertem und industriell vereinheitlichtem Saft.

Ja, aber Smoothies mit Saft sind doch gesund, oder? Mag sein (wenn sie weder Konservierungsstoffe noch Zuckerzusätze enthalten), aber dennoch machen Fruchtsmoothies, die Sie nicht selbst hergestellt haben – so dass Sie die Mengen kennen und genau wissen, was drin ist –, genau so schnell dick wie der große Becher Limonade.

Isotonische Sportgetränke: vielleicht für Marathonläufer. Ansonsten lohnt sich der Blick auf das Etikett. Ein halber Liter so eines Sportgetränks (und so viel brauchen Sie auf jeden Fall, wenn Sie richtig Durst haben) liefert locker über 100 Kalorien. Wie ein kleines Glas Cola, aber ohne das vertraute Sprudeln und das Koffein. Ich betrachte solche »Alternativen« immer als besonders heimtückisch, weil sie im Kopf sofort mit Sport in Verbindung gebracht werden, also mit Gesundheit und Fitness. Diese Verbindung müssen Sie durchbrechen.

Künstliche Süßungsmittel

Die Wissenschaft ist sich zwar nach wie vor uneinig, ob eine Direktverbindung zwischen dem Konsum künstlicher Süßungsmittel und einem verstärkten Verlangen nach Süßem besteht, doch die Erfahrung mit meinen Klienten, den Teilnehmern von *The Biggest Loser* und mir persönlich zeigt: Je mehr Süßes wir zu uns nehmen, desto mehr verlangt uns danach. Anders ausgedrückt: Wenn man »süß« schmeckt (selbst von der kalorienarmen, künstlichen Sorte), programmiert man sich darauf, diese Süße erneut zu erwarten und sie unbedingt zu wollen. Dieses anhaltende Verlangen unterminiert jeden Diätversuch. Der größte Gefallen, den Sie sich tun können, besteht daher darin, Süßes nur als geplanten Genuss zu verzehren und es ansonsten mit Abstand zu betrachten. Es darf etwas Besonderes bleiben und ist nicht alltagstauglich.

Ein Latte auf dem Weg zum Sport? Stopp. Auch Milch hat eine ganze Menge Kalorien. Kaffee – den die meisten Menschen auf der Welt übrigens ohne Milch zu sich nehmen – wirkt sich auf eine Diät durchaus positiv aus, auch wenn der Grund dafür ebenso unklar ist wie die optimale Menge. Darauf komme ich später zurück. Vorläufig heißt es für Sie: kein Latte, Chai, Frappé oder Mokka. Wenn Sie unbedingt eine Leckerei brauchen, nehmen Sie einen Cappuccino, der bei richtiger Zubereitung wenig Milch enthält. Oder Sie dosieren Ihre Milch selbst, am besten anhand einer fettreduzierten Variante. Keine Sahne. Auch keine Kondensmilch. Vollmilch? Auch nicht.

Alkohol: Es klingt zwar abwegig, doch es gibt tatsächlich flüssige Kalorien, bei denen ich meine Faustregel »Keine zuckerhaltigen Getränke« etwas lockere, und das ist ausgerechnet der Alkohol. Wein, insbesondere Rotwein, darf seinen Platz im Regal und auf dem Tisch behaupten, allerdings nicht, solange Sie abnehmen wollen. Bis Sie Ihr Zielgewicht erreicht haben, sollten Sie auch um Alkohol lieber einen großen Bogen machen. Danach dürfen Sie Rotwein trinken. Und wenn Sie Ihr Gewicht eine Weile gehalten haben, können wir über Bier reden.

> ⚡ Wie bei den süßen Limonaden möchte ich auch, dass Sie ab sofort auf Sahne, Kondensmilch oder Vollmilch im Kaffee verzichten. Diese Produkte sind tabu! Versetzen Sie Ihren Kaffee nur noch mit 1,5-prozentiger Milch oder Magermilch und bestellen Sie auch Fertigprodukte in dieser Form. Ab sofort.

Warum hacke ich überhaupt so auf den flüssigen Kalorien herum? Die meisten Menschen wissen eigentlich Bescheid: Zuckerhaltige Getränke enthalten nun einmal – ja, genau – Zucker, und Zucker besteht aus Molekülen, welche die Bildung neuer Fettzellen anregen und die bestehenden Fettzellen gefüllt halten. Das gilt für *jeglichen* Zucker, ob natürliche Süße wie Honig oder Säfte oder den geradezu teuflischen weißen Industriezucker und Fruktose-Glukose-Sirup (Maissirup oder HFCS). Zucker lässt den Blutzucker ansteigen und regt die Bauchspeicheldrüse an, mehr Insulin zu bilden, das Insulin macht hungrig, und damit verselbstständigt sich die ganze Geschichte.

Außerdem muss ich Ihnen eines sagen: Der Mensch ist *schlichtweg nicht dazu geschaffen*, flüssige Kalorien zu verdauen.

Punkt.

Ernährungsfachleute stimmen mit medizinischen Forschern zunehmend überein. In der 2008 veröffentlichten Studie »A short history of beverages and how our body treats them« *(Eine kurze Geschichte der Getränke und wie unser Körper sie verarbeitet)* untersuchten Übergewichtsexperten unter der Leitung von Barry Popkins unsere Evolutionsgeschichte und versuchten daraus abzuleiten, warum der moderne Mensch mit flüssigen Kalorien so schlecht umgehen kann. Warum kann der Körper beispielsweise kaum feststellen, wann er von Getränken genug hat und aufhören sollte? Nach gründlicher Untersuchung der körperlichen Auswirkungen aller möglichen kalorienhaltigen Getränke kamen sie zu einer verblüffenden Erkenntnis.

»Erstens«, so die Autoren, »fehlt dem Menschen möglicherweise die physiologische Grundlage für die Verdauung der Kalorien aus Kohlenhydraten oder Alkohol aus Getränken, weil zum Trinken während des weitaus längsten Teils unserer Evolutionsgeschichte lediglich Brustmilch oder Wasser zur Verfügung standen. Alternativen zu diesen beiden Grundnahrungsmitteln tauchten in der menschlichen Ernährung erst vor maximal 11 000 Jahren auf. Die Evolution des Homo sapiens begann jedoch bereits vor 100 000 bis 200 000 Jahren. Zweitens erzeugen kohlenhydrathaltige und alkoholhaltige Getränke möglicherweise eine unzureichende Sättigungsreaktion, so dass wir den erreichten Sättigungsgrad nicht feststellen können.«

Im Klartext: Wer massenweise flüssige Kalorien trinkt, leugnet 200 000 Jahre der Menschheitsgeschichte.

Das ist ein Kampf gegen Windmühlen.

Warum ich Kaffee trinke

In erster Linie, weil ich ihn mag. Das komplexe Zusammenspiel der Aromen und Düfte wirkt auf sehr angenehme Weise anregend. Es macht mich zufrieden. Doch jüngste Forschungsergebnisse zeigen auch, dass Kaffee (in Maßen) noch diverse weitere Vorzüge hat. Ein paar Tassen schwarzer Kaffee pro Tag stehen in engem Zusammenhang mit weniger Diabetes, einer robusteren entzündungshemmenden Genexpression und besserem, klarerem Denken. Warum der Kaffee all dies vermag, ist unklar. Es könnte am Koffein liegen, denn diese Substanz stimuliert, und Stimulanzien dämpfen in der Regel den Appetit und erhöhen die Kalorienverbren-

---

nung. Ich persönlich aber trinke Kaffee, weil ich ihn mag. Wenn mir Kaffeeduft in die Nase steigt, kann ich die Augen schließen und mir vorstellen, in Paris zu sein. Was eine wunderbare Assoziation ist. Außerhalb von Frankreich gilt:

• Trinken Sie nur Espresso oder schwarzen Kaffee. Ausschließlich. Wer Milchschaum möchte, also Cappuccino, sollte dafür Magermilch oder Sojamilch wählen. So genieße ich meinen Kaffee.
• Trinken Sie maximal zwei Tassen pro Tag, am besten morgens oder vormittags. Ausnahme: In Paris dürfen Sie rund um die Uhr Kaffee trinken.
• Nach dem Mittagessen bis etwa 17 Uhr empfehle ich entkoffeinierten Espresso. Danach stören selbst kleine Restmengen Koffein den Schlaf.

Regel 3
Keine Mahlzeit ohne Proteine –
das macht satt und hebt die Laune

Meine Welt ist eine Welt der Proteine, also des Eiweißes, in jeglicher Form. Für Diätkandidaten spielen sie eine Schlüsselrolle. Sie brauchen definitiv mehr davon, jedenfalls deutlich mehr, als offizielle Empfehlungen nahelegen.

Aber warum zu jeder Mahlzeit? Dafür gibt es gute Gründe:

1. Das angenehm satte Gefühl verteilt sich über den ganzen Tag. Wer nicht um zwei Uhr wieder Hunger haben will, braucht mittags Eiweiß.
2. Bei einem Gewicht von 90 Kilogramm brauchen Sie mindestens 100 Gramm Proteine am Tag. Das schaffen Sie nicht bei einer einzigen Mahlzeit. Sie können die Menge aber problemlos auf drei Mahlzeiten verteilen.
3. Vor allem aber schmecken die meisten Proteine einfach richtig gut. Deshalb können Sie Ihre Ernährung damit abwechslungsreicher gestalten. Denn Langeweile ist bei einer Diät tödlich.

Denken Sie jedoch immer daran: Wie bei den Kalorien kommt es auch bei den Proteinen auf die Qualität an. Für mich ist Fisch nicht zu übertreffen. Etwas Besseres, Sättigenderes gibt es nicht. Um es ganz deutlich zu sagen: Wer sich nicht zu Fisch durchringen kann, wird wieder zunehmen. Und nun wollen wir uns einmal näher ansehen, wie Sie Ihre Ernährung proteinreicher gestalten können.

Fisch

»Aber, Bob«, wenden Sie jetzt ein, »wir essen nun einmal keinen Fisch.« Das haben wir früher auch nicht getan (vermutlich weil ich in Tennessee aufgewachsen bin, wo man von gesunder Fischzubereitung einfach keine Ahnung hat). Es ist gar nicht so schwer, und im Rezepteteil verrate ich Ihnen, wie es geht. Dass man nicht in einem Haushalt aufgewachsen ist, wo es jede Woche Fisch gab, ist keine Entschuldigung, diese absurde Tradition fortzuführen!

Wenn Sie erst einmal wissen, wie gut Fisch für Sie ist, gehen Ihnen hoffentlich die Ausreden aus.

Beginnen wir mit dem Vorteil, der Sie am meisten interessieren dürfte: Gewichtsabbau. Wir haben bereits darüber gesprochen, dass bestimmte Nahrungsmittel den Gewichtsverlust zu fördern scheinen, und zwar nicht nur aufgrund eines geringen Kaloriengehalts. Fisch ist ein perfektes Beispiel dafür. Wenn zwei Gruppen sich genau gleich ernähren – abgesehen von der Fischmenge –, lässt sich etwas Erstaunliches beobachten: Die Diätkandidaten, die Fisch essen, nehmen in derselben Zeitspanne rund ein Kilogramm mehr ab als die

Vergleichsgruppe. Das zumindest entdeckten isländische Wissenschaftler, die 324 Männer in vier Gruppen aufteilten und ihnen vier verschiedene Diätpläne mit identischer Kalorien- und Nährstoffmenge zuwiesen. Diejenigen, die am meisten fetten Fisch bekamen, nahmen am stärksten ab. Daraus schlussfolgerte das Forscherteam, dass »die Ergänzung einer nährstoffmäßig ausgewogenen, energiereduzierten Diät durch Fisch und Meeresfrüchte das Abnehmen begünstigen könnte«.

Dass Fisch heutzutage derart viel Aufmerksamkeit zukommt, hängt mit einer Substanz zusammen, von der Sie bestimmt schon gehört haben: den Omega-3-Fettsäuren, denen für die Vorbeugung oder Behandlung chronischer Erkrankungen eine große Bedeutung zukommt. Nach einer kurzen und hoffentlich schmerzlosen Einführung in das Thema werden Sie verstehen, warum ich so darauf poche.

Omega-3-Fettsäuren bestehen wie alle Fettsäuren aus einem Kohlenstoffgerüst (und auch aus etwas Wasserstoff). Sie sind von großer Bedeutung für die Fähigkeit des Körpers, aus eigener Kraft Energie zu erzeugen, denn sie verwandeln sozusagen unverwertbares Rohöl in raffinierten, hoch widerstandsfähigen Treibstoff. Der Körper kann diese essenziellen Fettsäuren jedoch nicht selbst herstellen, sondern muss sie der Nahrung entziehen. Und Fisch enthält jede Menge davon.

Omega-3-Fettsäuren haben aber noch diverse weitere Vorzüge. Worauf diese im Einzelnen beruhen, ist noch unklar, doch sie scheinen insgesamt entzündungshemmend zu wirken. Dabei sollten Sie sofort hellhörig werden, denn eine Beeinflussung der Entzündungsbereitschaft scheint bei allen Versuchen, chronische Erkrankungen einzudämmen, eine Hauptrolle zu spielen.

Entzündungen zählen zu den Abwehrreaktionen des Körpers. Beim Auftauchen einer fremden Substanz, ob Bakterien oder schlechte Luft, beginnen Leber und Bauchspeicheldrüse sofort mit der Produktion der verschiedensten Abwehrsubstanzen, die über den Übeltäter herfallen sollen. Deshalb bekommt man nicht bei jeder kleinen Verletzung gleich eine Rieseninfektion oder eine Gangrän. Die Stelle rötet sich, wird etwas heiß, schwillt an und schmerzt – das zeigt, dass das Entzündungssystem seine Arbeit erledigt. Problematisch wird es erst, wenn die Körperabwehr zu häufig angeworfen wird, zum Beispiel durch falsche Ernährung. Dann kommt es in den Adern zu Plaqueablagerungen, die manchmal abreißen und einen Herzinfarkt oder Schlaganfall auslösen können. Das ist auch ein Grund, warum der Blutzucker außer Kontrolle gerät, was wiederum zu Diabetes, Blindheit, Nervenschäden und der Amputation von Gliedmaßen führen kann.

Zum Glück kann der Körper diese Abwärtsspirale rechtzeitig aufhalten – *wenn* wir genug Omega-3-Fettsäuren zu uns nehmen. Sie wirken im Körper wie ein gezielter Feuerlöscher, indem sie entzündliche Partikel abfangen, die wir nicht gebrauchen können. Natürlich können wir Omega-3-Fettsäuren auch über Kapseln zuführen. Das ist hilfreich, aber auch knifflig, falls man bestimmte verschreibungspflichtige Medikamente benötigt, welche die Wirkung wieder zunichtemachen. Sicherer (und leckerer) ist die natürliche Option: Essen Sie Fisch, besonders Lachs und Thunfisch. Langweilig? Spätestens beim Lesen meiner einfachen Rezepte dürfte Ihnen das Wasser im Mund zusammenlaufen. Die Liste der Vorzüge von Omega-3-Fettsäuren wird von Tag zu Tag länger, von den Verbesserungen bei Cholesterin, Blutdruck und Blutzucker bis hin zu gesunden Knochen und Muskeln.

Das alles mag ja sein, aber wie hilft Fisch denn nun beim Abnehmen? Auch darauf habe ich eine Antwort.

Ich behaupte gern, dass ich mir immer gleich ein bisschen leichter vorkomme, wenn ich Fisch gegessen habe, denn Fisch liegt einfach nicht schwer im Magen. Tatsächlich bleibe ich länger satt, ohne träge zu werden. Die noch junge Disziplin der Sättigungsforschung fand heraus, dass dieser Effekt auf eine bestimmte Kombination aus Proteinen und Fetten im Fisch zurückzuführen ist. Der zweite Grund ist das Volumen: Im Vergleich zu 180 Gramm Steak erscheinen 180 Gramm Tilapia-Filet wie eine Riesenportion. Wenn Sie den Fisch nach einem der Rezepte aus Teil III zubereiten, garantiere ich Ihnen, dass Sie rundum satt werden – aber nicht dick.

Wie viel Protein ist ausreichend?

Diese Frage ist bisher noch offen. Offizielle Ernährungs-
empfehlungen raten dazu, zehn Prozent der täglichen
Kalorienmenge in Form von Eiweiß aufzunehmen. Der
amerikanische nationale Forschungsrat empfiehlt acht
Prozent, die National Academy of Sciences sogar nur
sechs Prozent. Meine persönliche Empfehlung, sozusagen
der Skinny-Rat, lautet: Essen Sie gut ein Gramm Eiweiß
pro Kilogramm Körpergewicht und Tag. Wer 90 Kilo auf die
Waage bringt, sollte täglich mindestens 100 Gramm Proteine zu sich nehmen. Das ist zwar eher eine Faustregel,
doch die Wissenschaft belegt zunehmend, dass eine pro-
teinreiche Ernährung bei gleichzeitiger Reduzierung von
kohlenhydratreichen Lebensmitteln die Gewichtsregulierung erleichtert. Ich sage: Es funktioniert. Bei mir. Bei meinen Klienten, bei meinen Kandidaten und bei Ihnen.

Tierische oder pflanzliche Proteine

Wer mich schon ein paar Jahre kennt und mich bisher
für einen Veganer hielt, wundert sich vielleicht, dass ich
überhaupt tierisches Eiweiß empfehle. Dazu gehört eine
persönliche Geschichte.
Meine Entscheidung, mich vegan zu ernähren, beruhte

weitgehend auf Mitgefühl. Mir ist es keineswegs egal, wie Tiere behandelt werden, und ich habe viel über die Zustände auf zahlreichen Farmen und in den Schlachthäusern gelesen und gesehen. Außerdem kenne ich Untersuchungen zu den gesundheitlichen Vorzügen einer Reduzierung oder Streichung von tierischem Protein. Besonders überzeugend hierzu fand ich die *China Study* von T. Colin Campbell, der über Jahrzehnte asiatische Essgewohnheiten untersuchte. Seine Ergebnisse belegen detailliert, dass einige Bevölkerungsgruppen, die kein Fleisch essen, zu den gesündesten Bewohnern dieses Planeten zählen.

Also wurde ich erst Vegetarier und dann Veganer. Keine tierischen Proteine mehr! Statt Milchprodukten wählte ich Sojagetränke oder Sojakäse. Omelettes wurden durch zerbröselten Tofu ersetzt. Das Angebot an vegetarischen Burgern, Mandelschnitten, Dal, Linsen, Currys und Falafels war stadionfüllend. Und es funktionierte: Mein Cholesterinspiegel sank, und ich konnte Gewicht abbauen. Ich fühlte mich unbeschwert. Mir persönlich bekam die rein vegane Ernährung bestens. Ich musste zwar alles unter die Lupe nehmen, was ich aß, aber meine Gesundheit war es mir wert.

Nach einigen Jahren jedoch ging es so nicht mehr weiter. Ich war ständig müde. Und ich wurde... nun, »soft« ist nicht gerade die hilfreichste Bezeichnung für den Trainer einer Show wie *The Biggest Loser*. Mein eigener Trainer,

Sam Upton (der sozusagen den perfekt fitten Körper besitzt, von dem selbst Trainer träumen!), riet mir, wieder ein paar tierische Proteine einzuführen, um mehr Muskeltonus und Kraft aufzubauen.

Meine persönliche Erfahrung ist zwar wissenschaftlich nicht maßgeblich, aber doch augenfällig. Die Neuaufnahme von tierischen Proteinen in meinen Speiseplan verhalf mir zu neuer Energie. Ich blieb schlank. Es ging mir besser.

Zugegebenermaßen bin ich ein zurückhaltender Allesesser. Es gefällt mir nach wie vor nicht, wie Tiere zur Fleischerzeugung gehalten werden und was das für die Gesundheit bedeutet. Andererseits glaube ich daran, dass sich unser Umgang mit Tieren zügig ändern kann. Immer mehr Menschen wünschen Produkte aus artgerechter Tierhaltung. Es gibt Gesetze, die den Tieren mehr Raum zugestehen, und langsam, aber sicher reagiert auch die Fleischindustrie auf Forderungen nach besseren Haltungs- und Hygienebedingungen. Es geht nicht schnell genug, doch es bewegt sich etwas. Und diese Veränderungen können wir uns zunutze machen und dabei sogar noch den Tieren helfen: Wenn wir Nahrung aus artgerechter Haltung fordern, schaffen wir einen Markt dafür und ermuntern die Erzeuger, ihre Haltungsbedingungen weiter zu verbessern. Die Macht des Verbrauchers ist beachtlich. Wir sollten sie nutzen.

Unabhängig davon plädiere ich auch weiterhin für eine

weitgehend pflanzliche Ernährung. Meinen Tagesplänen und Rezepten ist anzusehen, dass ich keineswegs einen hemmungslosen Verzehr tierischer Proteine vertrete. Im Rahmen eines vornehmlich pflanzlichen Ernährungskonzepts halte ich ein Steak, ein Stück Hähnchenbrust oder etwas Käse jedoch für unbedenklich. Selbst unser führender veganer Koch auf diesem Gebiet, Tal Ronnen, sagte kürzlich in einem Interview zu diesem Thema: »Dann seien Sie doch einfach ein Veganer, der Schinken isst!«

Eier

Die Rettung! Ob Sie es glauben oder nicht: Ich esse täglich ein halbes Dutzend Eiweiße. Durch den Verzicht auf das Eigelb spare ich damit 60 Kalorien pro Ei und bekomme mit nur 20 Kalorien pro Eiweiß erstaunlich viel Protein. Doch auch mit dem Eigelb sind Eier ungeheuer vielseitig. Sie verleihen einer langweiligen Suppe Geschmack oder machen den abendlichen Salat so sättigend, dass man am liebsten gleich ein paar eigene Hühner anschaffen würde. Da man mit Eiern praktisch alles aufpeppen kann, werden sie in der Küche zur Zauberwaffe.

Schon ein einziges Eigelb färbt ein Omelett aus fünf Eiweißen ansprechend gelb und wertet es geschmacklich deutlich auf. Meine Teilnehmer sind von diesen Omeletts begeistert, selbst die, die reines Eiweiß strikt ablehnen. Kaufen Sie nach Möglichkeit Omega-3-Eier.

Huhn und Pute

Hähnchen- oder Putenbrust zählt zu den Standardempfehlungen jeder Diät und ist tatsächlich gut geeignet. Trotzdem werde ich Ihnen nicht jeden Tag Geflügel vorsetzen. Schließlich sollen Sie sich nicht langweilen, denn Langeweile lässt Sie das Ziel aus den Augen verlieren: Gewichtsreduzierung.

Auch bei Geflügel bevorzuge ich Fleisch aus artgerechter Haltung, also am besten von frei laufenden Biohühnern. Diese Empfehlung beruht nicht nur auf ökologischen Überlegungen, sondern weil es einfach besser schmeckt. Und wenn man erst einmal drei Wochen Diät hält, ist der Geschmack ein echtes Kriterium.

Im Zweifelsfall sollten Sie aber immer auch an Fisch denken: Der ist noch gesünder als Rind oder Huhn.

Schwein

Das zweite »helle« Fleisch ist nicht so sehr nach meinem Geschmack. In der Schweinemast ist bei der Haltung noch viel zu tun. Das Angebot im Supermarkt ist nach wie vor häufig trocken, geschmacklos oder gar zäh. Andererseits brauchen Sie tatsächlich Abwechslung. Inzwischen gibt es auch Schweinehalter, die Wert auf »glückliche Schweine« legen, und Fachgeschäfte oder auch Fleischtheken im Supermarkt, die solche Produkte anbieten. Schweinefleisch aus artgerechter Tierhaltung ist meist saftiger und schmackhafter. Empfehlenswert ist die kalorienarme Lende, die Sie durchaus als Ersatz für Huhn verwenden können.

Rind

Noch einmal zur Erinnerung: Eine 180-Gramm-Portion Fisch sieht in der Regel größer und eindrucksvoller aus als die gleiche Menge Rindfleisch. Wenn Sie jedoch mal etwas anderes möchten oder sich eine Ernährungsweise ohne Rindfleisch einfach nicht vorstellen können, sollten Sie sich ein paar grundlegende Dinge merken.

Wie bei praktisch allen tierischen Proteinen sind Tiere aus Weidehaltung die gesündere Wahl. Das ist teurer, ich weiß. Wenn Sie jedoch seltener und gezielter Fleisch essen, können Sie sich diese Qualität vielleicht leisten, zumindest gelegentlich. Bio ist kein Muss. Wenn Sie kein Biofleisch im Haus, aber trotzdem Hunger haben, dürfen Sie natürlich auch etwas anderes essen. Ein vernünftiger, gesunder Gewichtsabbau hat Vorrang.

Unabhängig davon hat Fleisch von Tieren aus Weide- oder Biohaltung zahlreiche Vorzüge. Es enthält reichlich (jetzt kommt ein bisschen Fachchinesisch) konjugierte Linolsäuren (CLA). Dabei handelt es sich um Moleküle, die im Rahmen des normalen Stoffwechsels vom Körper erzeugt werden, aber auch die Gewichtsregulierung unterstützen. Bisher existieren 35 Studien über diesen Aspekt der CLA, die sich insgesamt einig sind: Konjugierte Linolsäuren tragen zum Abbau von Körperfett und zur Erhöhung der Muskelmasse bei. Das nehme ich gern zur Kenntnis.

Halten Sie sich an die mageren Stücke und bereiten Sie diese fettarm ohne Sauce zu (außer beim geplanten Genuss).

Wichtig ist außerdem, auf angemessene Portionsgrößen zu achten – mehr dazu in Regel 9. Auch in dieser Hinsicht werden Sie vermutlich selbst feststellen, dass eine Portion mageres Steak *deutlich* kleiner ist als andere Proteinquellen. Entscheiden Sie selbst: mehr andere Proteine oder ein bisschen Steak. Immerhin macht mehr Nahrung auch besser satt. Wenn Sie also zwischen einem kleinen Rindfleischburger und zwei normalen Putenburgern wählen müssen, kann ich mir gut vorstellen, wonach Sie greifen. Wobei Pute zum Abnehmen ohnehin eine bessere Porteinquelle ist als Rind, wenn Sie es mit dem Abnehmen ernst nehmen. Und das tun Sie ja!

Käse

Der richtige Käse zur rechten Zeit (und in Maßen) hat seine Vorzüge. Viele Sorten sind kalorienarm, eiweißreich und haben wenig Kohlenhydrate. Für alle, die dauerhaft abnehmen wollen, ist auch die geschmackliche und optische Vielseitigkeit der Verwendung von Belang. Käse passt zum Frühstück, als Zwischenmahlzeit, als Dessert oder zum Abendessen. Parmesankäse eignet sich zum Abschmecken, Magerquark oder Feta zum Überbacken und Abrunden von Gerichten mit Hülsenfrüchten. Ich esse am liebsten Ziegenkäse, milden Cheddar, Feta, Blauschimmelkäse und Parmesan.

Vielleicht ist Ihnen aufgefallen, dass ich noch kein Wort über den Fettgehalt verloren habe. Was soll ich sagen? Ein guter Cheddar ist ein guter Cheddar – und davon ist selbst ein Würfel ungemein befriedigend. Mein Lieblingssnack besteht aus etwas Hummus, ein paar Scheiben Salatgurke und einem Stückchen Hartkäse. Das sieht appetitlich aus und schmeckt fantastisch!

Tofu und Tempeh

Und dann gibt es natürlich noch pflanzliche Proteine wie Tofu und Tempeh, die lange einen Status als »Alternativprodukte« für Veganer oder Vegetarier innehatten. Inzwischen sind Tofu und Tempeh so normal wie eine vegane und vegetarische Ernährung und in praktisch jedem Supermarkt in mehr oder minder großer Auswahl zu finden. Insbesondere den Umgang mit Tofu beherrschen längst auch Nichtvegetarier, zumal er wirklich nicht schwierig zuzubereiten ist. Meine Rezepte bieten interessante Anregungen.

100 Gramm Tofu aus koagulierter Sojamilch haben rund 75 Kalorien und acht Gramm Protein. Tempeh ist eine dichtere Version von Tofu (daher sind die Portionen kleiner); eine halbe Tasse enthält 160 Kalorien und 15 Gramm Eiweiß. Beides eignet sich gut für den fleischlosen Tag.

Regel 4
Schluss mit Weißmehl und poliertem Reis

Die moderne Ernährung ist von Getreide geprägt, und wir essen vornehmlich Weißmehlprodukte. Ob Nudeln, Brötchen oder Salzstangen, Getreide in jeglicher Form ist allgegenwärtig, denn es ist preisgünstig und schmackhaft.

Lassen Sie sich nicht von Slogans wie »fettarm«, »natürlich« oder »herzgesund« täuschen: Stark verarbeitetes Getreide, ob in Form von poliertem Reis oder Pizzateig, macht dick.

Das liegt daran, dass der Körper Getreide ganz ähnlich verarbeitet wie flüssige Kalorien. Erinnern Sie sich an Dr. Popkins Beobachtung in Regel Nummer 2? Genau wie die flüssigen Kalorien kam auch Getreide während eines Großteils der Evolution des Menschen praktisch nicht vor. Wir sind nicht dazu geschaffen, Getreide zu essen, zumindest nicht in heutigen Mengen. Es stellt erst seit relativ kurzer Zeit einen Grundbestandteil unserer Nahrung dar. Und wie die flüssigen Kalorien beschert der endlose Genuss dieser Kohlenhydrate dem Gesundheitswesen eine dicke Rechnung in Form von Diabetes, Reizdarm oder Herzerkrankungen, Hautausschlägen, Immunerkrankungen und natürlich das neue Spektrum der Glutenallergien.

Soll das heißen, dass Sie nie wieder Spaghetti mit Meeresfrüchten bekommen? Schluss mit Burritos? Und müssen Sie wirklich ohne Köstlichkeiten wie poliertem Reis, Baguette oder Polenta auskommen?

Solche Bedenken wären noch vor wenigen Jahren legitim gewesen, doch inzwischen gibt es ein immer breiteres Angebot an Alternativen, die ich zu schätzen gelernt habe.

Bevor wir näher darauf eingehen, möchte ich Sie zu einer kurzen und vermutlich überraschenden Reise durch die Welt von Vollkorn- und raffinierten Getreideprodukten einladen.

Fein ausgemahlenes Getreide, bei den Inhaltsstoffen häufig einfach als »Weizenmehl« deklariert, war einstmals Königen vorbehalten. Während die Bauern sich von Hirse oder gekochten Weizenkörnern ernährten, konnten die Reichen es sich leisten, die Körner so bearbeiten zu lassen, dass sich ein angenehm weiches Brot ergab, nach dem bald jedermann verlangte. Die moderne Lebensmitteltechnologie machte dieses Verfahren auch dem Durchschnittsbürger zugänglich, musste dazu jedoch die zwei wichtigsten Bestandteile des Korns entfernen, nämlich Kleie und Keim. Erstere ist für die Verdauung unverzichtbar, Letzterer enthält Unmengen Nährstoffe. Übrig bleibt eigentlich nur noch der aller Inhaltsstoffe beraubte, leere Energieträger.

Dieser Rest hat es leider in sich. Ohne die Kleie verharren die stärkehaltigen Kohlenhydrate viel länger im Darm, als sie sollten, und unterbrechen damit natürliche Körperfunktionen. Gesunde Bakterien werden ausgehungert. Stärkekalorien ohne viel Nährwert hemmen die Ausschüttung wichtiger Hormone, welche die Sättigung anzeigen, und regen stattdessen die Bildung von Hungerhormonen an. Ohne den Keim fehlen zudem zahlreiche Mineralstoffe, Vitamine und Proteine. Bis die Kohlenhydrate in der Leber abgebaut werden, tickt im Körper die Zeitbombe Zucker, die Blutzucker und Insulin in die Höhe treibt, während das Sättigungsgefühl immer weiter abnimmt.

Vollkorn hingegen hat diverse Vorzüge: Es unterstützt die Verdauung, fördert die Ausschüttung erwünschter Hormone und hemmt die Ausschüttung unerwünschter Hormone, stabilisiert Blutzucker und Insulin, macht satt und schützt damit insgesamt besser vor Gewichtszunahme. Die Arbeit von Dr. Inger Björck von der schwedischen Universität Lund bringt es auf den Punkt. Björck, die einer Diabetikerfamilie entstammt, war von einer Frage fasziniert: Hat der Darm ein Gedächtnis? Mit anderen Worten: Kann man die Darmschleimhaut dazu bringen, sich an gesunde Lebensmittel zu »erinnern«? Hierzu ersann Björck ein Experiment. Einige ihrer Patienten bekamen zum Abendessen eine sehr kleine Portion Gerste; andere erhielten die gleiche Mahlzeit ohne Gerste. Morgens wurde den Patienten Blut abgenommen und der Blutzucker verglichen. Den Gerstenessern ging es besser.

Das war zu erwarten gewesen. »Die eigentliche Überraschung war das, was dann geschah«, sagt Björck. »Wir setzten beiden Gruppen ein herzhaftes Frühstück mit Eiern, Toast und sogar Schinken vor. Zwei Stunden später wurde der Blutzucker erneut bestimmt. Die Gerstenesser hatten immer noch niedrigere Werte! Es war, als wäre der Darm neu pro-grammiert.« Die Wirkung hielt bis deutlich nach dem Mittag-essen an. Die Gerstenesser erklärten sich für satt. »Vielleicht gibt es so etwas wie ein Bauchgedächtnis«, sagt die Forsche-rin. »Wir müssen nur herausfinden, wie wir es stimulieren können, damit wir unsere Nahrung wieder richtig verdauen.«

Ja, ja, ja, sagen Sie jetzt. Aber soll ich bei drei Kindern, mei-ner Arbeit und dem Hund, der raus will, etwa auch noch Ge-treide einweichen, spülen und kochen, um es essbar zu ma-chen? So viel Zeit habe ich wirklich nicht. Aber 20 Minuten am Sonntagabend, die haben Sie sicher übrig, oder? Mehr Zeit brauchen die meisten Getreidesorten nämlich nicht, ob Gerste oder Urweizen (alte italienische Vorläufer des heutigen Weizens wie Emmer, Einkorn und Dinkel, mit denen schon Hannibal über die Alpen zog – und Hannibal war *nicht* dick).

Wenn Sie sich an diese Regel wirklich halten wollen, die ich für jeden, der erfolgreich schlank werden und bleiben will, für unverzichtbar halte, müssen Sie lernen, die Inhalts-stoffe zu lesen. (Mehr dazu bei Regel 8.) Besonders beim Brot. Wenn bei den Nährwertangaben nicht »Vollkorn« an erster Stelle steht (ob Weizen oder Roggen oder anderes), legen Sie das Brot ins Regal zurück. Egal, ob »Mehrkorn«, »kräftig«, »Vollweizen«, »natürlich« oder »aus der Steinmühle« – wenn nicht »Vollkornmehl« am Anfang steht, wird das Brot nicht gekauft. Dasselbe gilt für jegliche Süßungsmittel unter den ersten fünf Inhaltsstoffen. Wer im Supermarkt mal einen Blick auf die Zutaten wirft, weiß sehr schnell, welche Sorten Brot und Körner zu meinen Regeln passen.

Sie haben aber *wirklich* keine 20 Minuten übrig oder sind

schlichtweg zu faul? Zum Glück gibt es auch dann Optionen. Viele Supermärkte bieten bereits Vollkornnudeln an, die auch tatsächlich schmecken. Vollkornpasta liefert erstaunlich viele Ballaststoffe, nämlich neun Gramm bei einer Portion von nur 200 Kalorien. Achten Sie bei Einkauf und Zubereitung jedoch auf folgende Punkte:

1. Nur zwei Inhaltsstoffe: Vollkornweizen (oder Vollkornhartweizen) und Wasser. Weiter nichts. Nudeln aus Vollkornweizen enthalten neun Gramm Fasern; herkömmliche Nudeln nur zwei Gramm.
2. Eine Portion sind 60 Gramm Rohgewicht. Wer lange Pasta (also in erster Linie Spaghetti) zubereitet, kann die Menge mit einem Finger abmessen: Machen Sie ein OK-Zeichen von der Größe eines 10-Cent-Stücks (etwa der Durchmesser eines normalen Fingerrings). Das ist die richtige Portion. Bei anderen Nudeln gilt: 60 Gramm. Das können Sie anfangs entweder wiegen oder anhand der Packungsgröße abschätzen (ca. ein Viertel einer 250 Gramm-Packung), bis Sie ein Gefühl für die richtige Menge haben. So viel sind 200 Kalorien. Nudeln sind eine *Beilage* für das Wichtigere, insbesondere das Gemüse (mehr dazu bei Regel 6)! Sie sollten nicht den Hauptbestandteil einer Mahlzeit ausmachen.
3. Kochen Sie Nudeln in einem großen Topf al dente, also bissfest. Die Teigwaren sollten in der Mitte noch etwas hart sein.
4. Nach dem Abgießen nicht abspülen. Das wäre völlig unitalienisch. Das natürliche Gluten aus der Pasta sorgt dafür, dass die Sauce an den Nudeln haftet.

5. Fangen Sie etwa 60 Milliliter des Kochwassers auf und geben Sie dies zum Schluss an die Sauce. Das verleiht der Sauce ohne zusätzliche Kalorien mehr Geschmack.

6. Servieren Sie Ihr Nudelgericht mit reichlich gedünstetem oder kurz angeschmortem grünem Gemüse (mit maximal einem Esslöffel Olivenöl zubereiten). Gemüse und Nudeln gut durchmischen. Jetzt haben Sie 350 Kalorien, also ein Fünftel Ihrer Tagesration. Mit 120 Gramm Lachs sind es 550!

7. Mit Parmesankäse bestreuen. Das schmeckt und ersetzt das Salz.

8. Essen Sie Pasta besser mittags (siehe Regel 7) als abends.

Sie möchten Getreide essen? Dann nehmen Sie am besten Urweizen wie Emmer (im Bioladen erhältlich). Getreidekörner wurden vom Menschen seit jeher eingeweicht, um sie essbar zu machen. Diese Zubereitungsform halten allerdings auch Gesundheitsbewusste nicht ewig durch. Nah verwandt mit Emmer ist der leicht nussig schmeckende Dinkel, der auch als »Dinkelreis« angeboten wird und in 20 Minuten gekocht ist. Emmer liefert mit sieben Gramm Protein und drei Gramm Fasern deutlich mehr Nährwert als beispielsweise Naturreis mit nur je zwei Gramm. Danach werden Sie Vollkorn in einem ganz neuen Licht betrachten. Rezepte finden Sie auf den Seiten 261 und 262.

Beim Brot empfehle ich ausschließlich Ezekiel-Brot (auch Eiweiß-, Bibel- oder Essener Brot, z. T. im Bioladen erhältlich), das ohne Mehl und Backzusätze allein aus gekeimtem Getreide erzeugt wird. Im deutschsprachigen Raum gibt es bisher nur vereinzelte Anbieter, die ein vergleichbares Brot im Sortiment haben. Man muss ein bisschen mehr kauen als bei herkömmlichen Brot, doch dank dieser Herzhaftigkeit isst man auch weniger davon als von leichteren, weniger gesünderen Broten.

»Kein Weißbrot, kein weißer Reis? Na schön. Aber was ist mit Vollkornreis? Davon war bisher noch gar nicht die Rede.«
Stimmt. Ernährungsfachleute, Diätgurus und »Gesundheitsbewusste« preisen Vollkornreis schon lange als vollwertigen Ersatz an. Das lässt sich ernährungswissenschaftlich allerdings kaum untermauern. Eine Portion Vollkornreis liefert nur ein Gramm Fasern mehr als polierter Reis (zwei Gramm gegenüber einem Gramm). Auch der zusätzliche Proteingehalt ist zu vernachlässigen. Und obwohl Naturreis in der Tat mehr Mikronährstoffe und Vitamine enthält als geschälter Reis, spielen diese Mengen in Bezug auf den Tagesbedarf kaum eine Rolle.
Aber nehmen Sie von mir aus ein wenig (maximal 100 Gramm pro Portion). Immerhin ist er besser als weißer Reis. Sie können ab sofort tauschen, aber das Ziel bleibt ein Leben ohne Reis. Es gibt weit besseres Getreide für Sie!
An Ihrer Stelle würde ich sonntags vier Portionen vorkochen, abkühlen lassen und für die Woche kalt stellen. Es gibt aber nie mehr als eine halbe Tasse auf einmal!

Regel 5
30 bis 50 Gramm Fasern pro Tag

Unsere weitgehend vorgefertigte Industrienahrung enthält kaum noch Fasern. Deshalb muss man wirklich die Augen aufmachen, um noch faserreiches Essen zu finden. Die meisten Gerichte aus *Skinny!* sind reich an Fasern, denn Sie brauchen 30 bis 50 Gramm pro Tag – und wenn ich persönlich vorbeikommen und sie Ihnen in den Joghurt rühren muss!

Streng genommen gibt es zwei Sorten Fasern. Lösliche Fasern sind wasserlöslich und gehen daher ins Blut über, wo die Zellen ihnen verschiedene Bestandteile für unsere Vitalfunktionen entziehen. Sie stammen vornehmlich aus Pflanzen, beispielsweise aus Obst, Gemüse, Bohnen, Nüssen, Weizenkleie, Gerste oder Leinsamen.

Daneben gibt es auch unlösliche Fasern, im Volksmund auch als Ballaststoffe bezeichnet. Diese Fasern werden bei der Verdauung nicht zerlegt, sondern verbleiben im Verdauungstrakt, wo sie den Darm in Gang halten, Reststoffe abtransportieren und durch ihre Signale diverse Antihungermoleküle auslösen. Solche Fasern sind in Weizenkleie, ungeschältem Reis, den Häutchen von Maiskörnern oder den Schalen von Obst und Gemüse, Nüssen, Samen und Vollkorn allgemein enthalten.

Die gesundheitsfördernden Eigenschaften löslicher und unlöslicher Fasern sind seit Jahrzehnten bekannt: ein geringeres Darmkrebsrisiko, ausgewogenere Cholesterinwerte sowie Vorbeugung von Typ-2-Diabetes, der Geißel des modernen Lebens. Zu den ersten beiden Punkten ist die Datenlage gemischt, aber in der Regel positiv. Bezüglich Diabetes, Gewichtsabbau und Fasern existieren jedoch zunehmend eindeutige Befunde, mit denen wir uns jetzt kurz beschäftigen wollen.

Typ-2-Diabetes, der als Alterserkrankung galt, bis selbst fettleibige Jugendliche damit auffielen, ist die Erkrankung, die unsere Großeltern noch mit »Zucker« bezeichneten (»Den Kuchen kann ich nicht essen, Schatz, das ist schlecht für meinen Zucker«). Dem Körper ist das Alter egal. Wenn die Zuckeraufnahme durch die Muskeln regelmäßig überbeansprucht wird, entwickeln die Zellen allmählich eine Resistenz gegen das Hormon Insulin aus der Bauchspeicheldrüse, das den Zucker in die Zellen schleusen soll. Dann kreisen Insulin und Zuckerüberschuss weiter im Blut und rufen Entzündungen an Haut, Muskeln, Herz und Nerven hervor. Verbreitete Folgen sind Fußinfektionen, beschleunigte Hautalterung und Augenschäden. Es bilden sich dunkle Ringe unter den Augen und schuppige, dunkle Stellen an den Ellenbogen. Bei unbehandelten oder schlecht eingestellten Diabetikern kommt es nicht selten zu Erblindung und Amputationen. Es klingt erschütternd, wenn die *Vorbeugung von Amputationen* von den Gesundheitsämtern zu einem der Hauptziele des Gesundheitswesens erklärt wird.

Eine Fasermenge wie in meinen Empfehlungen erscheint zunehmend als Königsweg zur Vorbeugung von Typ-2-Diabetes. Und dabei spreche ich von Fasern aus *Nahrung,* nicht etwa aus Ergänzungsmitteln. Eine umfassende Untersuchung durch Wissenschaftler der Technischen Universität Dresden ergab, dass eine Ernährungsumstellung zur Prävention von Diabetes mellitus beitragen kann. Dort heißt es diesbezüglich: »Eine fettarme Ernährungsweise mit einer Ballaststoffaufnahme von mehr als 30 Gramm pro Tag stellt dabei ein effektives Mittel dar.«

Welche Vorteile haben Ballaststoffe aber nun beim Abnehmen? Die Grundfunktionen kennen wir bereits: ein Durchputzen im Magendarmtrakt, Sättigungssignale, länger satt bleiben und so weiter. Was können wir uns von einer Erhöhung der Ballaststoffzufuhr konkret versprechen? Dazu wirft man am besten einen Blick auf Studien zur Vollkornzufuhr. In Amerika gibt es bereits 14 große Querschnittsstudien zum Vollkornverzehr. Laut einer Meldung aus dem Jahr 2007 geht ein »erhöhter Verzehr von Vollkorngetreide (ca. drei Portionen pro Tag) bei Erwachsenen mit einem geringeren BMI [Body Mass Index]« einher. Drei Studien ergaben, dass Erwachsene, die mehr Vollkornprodukte zu sich nahmen, eine schmalere Taille vorzuweisen hatten. Und die Baltimore-Langzeitstudie zur Alterung meldete eine *umgekehrte Beziehung* zwischen Vollkornverzehr und Body Mass Index. Und, was vielleicht noch wichtiger ist, von Taille-Hüft-Verhältnis und Bauchumfang. Dafür sind aller Wahrscheinlichkeit nach die Ballaststoffe im Vollkorngetreide verantwortlich.

In meinen Tweets und Facebook-Einträgen predige ich mit schöner Regelmäßigkeit: »Esst Ballaststoffe.« Warum? Weil ich schon so viele körperliche Verwandlungen miterlebt habe, die ansonsten nie möglich gewesen wären. Deshalb kann ich diesen Punkt nicht oft genug betonen.

Wenn Sie sich an meine Regeln halten, bekommen Sie *automatisch ausreichend Ballaststoffe ohne zu viele Kalorien.* Für diejenigen, die partout keine Zeit für eine ruhige Mahlzeit finden, halte ich am Ende des Rezeptteils bei den drei unverzichtbaren Hilfsmitteln (siehe Seite 226, *Bob's Mean Green Drink*) einen Shake mit 14 Gramm Ballaststoffen bereit, der vor Nährstoffen nur so strotzt. Aufgrund seines geringen Kalorien- und Zuckergehalts ist dieser Shake eine der wenigen Trinkmahlzeiten, die ich empfehlen kann.

Empfehlenswerte Ballaststofflieferanten

Obst und Beeren
(mit Schale!)
Äpfel: mittelgroß = 4 g
Heidelbeeren: 80 g = 2 g
Pfirsich: mittelgroß = 2,3 g
Birne: mittelgroß = 5,5 g
Himbeeren: 70 g = 3,5 g
Erdbeeren: 90 g = 9 g

Gemüse

Kürbis, gewürfelt: 55 g = 4,5 g

Brokkoliröschen: 90 g = 2 g

Rosenkohl: 7 Röschen = 4 g

Weißkohl, gehackt: 100 g = 5,5 g

Möhre: mittelgroß = 3,4 g

Blumenkohl: 90 g = 3 g

Spinat: zwei Handvoll = 7 g

Zucchini, gewürfelt: 130 g = 8 g

Brot, Flocken, Bohnen

Augenbohnen: 50 g = 4,5 g

Ezekiel-Brot: eine Scheibe = 3,5 g

Kichererbsen: 40 g = 3,5 g

Kidneybohnen: 40 g = 4 g

Weiße Bohnen: 40 g = 3,5 g

Haferflocken: 45 g = 2 g

Vollkornnudeln, ungekocht: 60 g = 6,3 g

Regel 6
JEDEN Tag Äpfel und Beeren essen

Diese Regel erscheint im Grunde kinderleicht, stimmt's? Sie ist aber genauso wichtig wie der ganze Rest. Wenn Sie dauerhaft Gewicht abbauen wollen, sollten Sie dafür sorgen, dass Ihnen Äpfel und Beeren nie ausgehen. Ich halte mich daran.

Wenn Besucher kommen, arbeite ich meist am Esstisch. Dort stehen immer Äpfel bereit (manchmal pur, manchmal mit einem Stückchen Käse oder Erdnusscreme), häufig auch Erdbeeren und Heidelbeeren (gern mit etwas Joghurt wie in meinem *Joghurtshake*, siehe Seite 225) oder auch Himbeeren und Brombeeren (pur oder morgens zum Haferbrei).

Ich liebe es, Obst zu naschen. Beeren und Äpfel sind ideale Zwischenmahlzeiten: nicht übertrieben süß und voller Aroma – leicht säuerlich, fruchtig und ein zarter Gaumenkitzel, vor allem aber sättigend.

Das klingt, als würde ich von meinem geliebten abendlichen Glas Rotwein schwärmen. Soll es auch!

In den letzten Jahren waren die wissenschaftlichen Ergebnisse für Wein, Obst und Beeren nämlich durchaus vergleichbar. Wie beim Wein entdeckten führende Ernährungsexperten in beliebten Obst- und Beerensorten diverse positive Inhaltsstoffe. Manche Befunde sind uns längst geläufig: Diese Früchte liefern viele wünschenswerte Vitamine (C und E), diverse Mikronährstoffe (Folsäure, Selen, Betakarotin) sowie reichlich Ballaststoffe, deren hohe Bedeutung für nachhaltigen Gewichtsabbau ich ja schon in Regel 5 betont habe.

Andere Ergebnisse enthüllen ganz neue Seiten an diesen alltäglichen Lebensmitteln (und sie sollten wirklich zum Alltag gehören!). Nehmen Sie sich bitte ein paar Minuten Zeit, damit Sie verstehen, worum es geht.

Äpfel und Beeren sind reich an Phytochemikalien, oft auch als sekundäre Pflanzenstoffe oder Phytonährstoffe bezeichnet. Dabei handelt es sich um natürliche Moleküle, die an bestimmten Stoffwechselprozessen beteiligt sind. Manche Vorgänge werden von ihnen gehemmt, andere beschleunigt. Die wichtigsten Vertreter dieser Gruppe sind für uns die Anthocyane, die sich in den kräftig gefärbten Schalen von Obst und Gemüse konzentrieren.

Gemeinsam mit anderen Phytonährstoffen wie Quercetin und den Ellagitanninen scheinen die Anthocyane stark entzündungshemmende Eigenschaften zu besitzen. Zudem tragen sie offenbar zur Senkung des unerwünschten LDL-Cholesterins bei und wirken dessen schädlichen Folgen für Herz und Blutgefäße entgegen. Wenn eine Personengruppe längere Zeit mehr Beeren verzehrt, lässt sich tatsächlich ein Rückgang an Herzinfarkten verzeichnen. Und in den Blutproben von Probanden, die Äpfel und Beeren verzehrt haben, ist eine bessere Blutzuckerregulierung zu erkennen:

ein weiteres Beispiel für das Gedächtnis des Verdauungs-
systems.

An dieser Stelle möchte ich für alle, die die Folgen der Alterung fürchten, den Hinweis einflechten, dass diese Moleküle auch im Hinblick auf ihren günstigen Einfluss auf die
Haut untersucht wurden. Dazu brauchen Sie keine sündhaft
teuren Anti-Aging-Kosmetika oder exklusiven Ergänzungsmittel. Essen Sie Ihre Phytonährstoffe doch einfach auf!

Doch was haben Früchte mit Gewichtsabbau zu tun? Dass
sie kalorienarm und reich an Ballaststoffen sind, liegt auf
der Hand, aber gibt es noch weitere Gründe, die sie zum Abnehmen mehr empfehlen als andere Lebensmittel?

Die Ernährungsexpertin Barbara Rolls, die sich mit der
Frage der Verdauung voluminöser und ballaststoffreicher
Nahrung wohl am besten auskennt, hatte genau diese Frage
im Sinn, als sie vor einigen Jahren ein Experiment wagte. Sie
verabreichte 85 Kandidaten fünf Wochen lang je eine von drei
»Vorspeisen« mit jeweils 125 Kalorien. Die eine Gruppe erhielt ganze Äpfel, die zweite Apfelmus und die dritte Apfelsaft
mit »zugesetzten Ballaststoffen«. Eine Kontrollgruppe bekam
keine dieser Vorspeisen. Eine Viertelstunde später durften alle
Teilnehmer so viel essen, wie sie wollten.

Die Ergebnisse waren erstaunlich: Diejenigen, die den ganzen Apfel bekommen hatten, aßen im Durchschnitt 15 Prozent weniger als alle anderen Gruppen und blieben auch länger satt. Das veranlasste Rolls zu einer Schlussfolgerung, die
ich meinen Klienten schon länger einzutrichtern versuche
und hier in ihrer Medizinersprache wiedergebe: »Insgesamt
sättigte ein vollständiger Apfel besser als Apfelmus oder Ap-

felsaft. Die Anreicherung des Saftes mit der natürlichen Ballaststoffmenge konnte die Sättigung nicht erhöhen. Diese Ergebnisse lassen darauf schließen, *dass ganze Früchte einen stärkeren Einfluss auf die Sättigung haben als pürierte Früchte oder Saft, und dass der Verzehr einer Frucht vor einer Mahlzeit die Energiezufuhr verringern kann.*« (Hervorhebung von mir)

Sag ich doch!

Der zweite erstaunliche Mechanismus, über den Phytonährstoffe das Abnehmen erleichtern, betrifft die Darmflora – genauer die erwünschten Bakterien, von denen besonders in der Joghurtwerbung so gern die Rede ist. So lange die Darmflora im Gleichgewicht ist, trägt sie zur Stabilisierung von Energiezufuhr und Energieverbrauch bei, also genau das, was jeder braucht, der nicht zunehmen will. Bei einer Gewichtszunahme gerät dieses Gleichgewicht aus dem Takt, und zwar zugunsten der Fettspeicherung. Phytonährstoffe wie diejenigen aus Äpfeln und Beeren scheinen die Wiederherstellung des Gleichgewichts zu begünstigen. Das ist möglicherweise genauso wichtig wie der Umstand, dass die Früchte diese Aufgabe besser und deutlich kalorienärmer erledigen als Joghurt, Sojajoghurt und teure probiotisch angereicherte Lebensmittel. Neuere Forschungsergebnisse deuten darauf hin, dass künftige Probiotika zum Abnehmen in erster Linie Phytochemikalien aus Früchten enthalten werden und nur sehr wenig Joghurt.

Doch so lange möchte ich nicht warten.

Angesichts dieser hervorragenden Nachrichten wird ohnehin jeder mindestens zwei Portionen Obst verzehren, wie offizielle Stellen es gern empfehlen. Oder? Leider nein! Denn

es locken viel zu viele supersüße, superschnelle und superbe-
sondere Angebote. Aktuell essen in den USA nur ein Drittel
aller Erwachsenen und 13 Prozent der Kinder pro Tag auch
nur zwei Portionen Obst. In Deutschland sieht es ähnlich
düster aus: Nur 35 Prozent der Männer und 46 Prozent der
Frauen verzehren die empfohlenen 250 Gramm Obst pro Tag.
Die Teilnehmer meiner Show, die sich daran halten, zählen
zu denen, die *dauerhaft* abnehmen.

Worin ist diese Zurückhaltung begründet? Spontan denkt
man an Geschmack, Praktikabilität und Preis. Äpfel aus
dem Supermarkt sind häufig optisch ansprechend und knackig, aber wenig aromatisch. Beeren matschen beim Trans-
port und sind teuer (woran mich mein miesepetriger Co-
Autor unaufhörlich erinnert). Aber Ihnen (und ihm!) steht
eine echte Überraschung bevor. Zum einen sind Beeren aus
der Tiefkühltruhe in jeder Hinsicht genauso gut wie frische
Beeren, so lange sie ohne Zucker- oder Saftzusätze daherkommen. Und sie sind meist günstiger. Praktisch ist auch,
dass sie für die verschiedensten Verwendungszwecke tau-
gen, vom Smoothie bis zum Obstsalat. Und was ist mit den
Äpfeln? Nun, selbst große Supermärkte führen immer wieder regionale Sorten, die weniger genormt sind. Eine gute
Quelle sind auch Wochenmärkte, oder Sie decken sich beim
Wochenendausflug auf dem Land mit frischen Früchten di-
rekt ab Hof ein. Solche Sorten sind häufig aromatischer und
weniger zuckerlastig. Bioäpfel sind mitunter teurer (darüber
sprechen wir noch), doch Sie können Ihren Speisezettel ja
sehr gezielt mit Bioware anreichern.

Bio: Pflicht oder Kür

»Eine ausgewogene Ernährung aus konventioneller Erzeugung kann die Ernährung genauso verbessern wie Bionahrung.« So ungefähr urteilt die Wissenschaft gegenwärtig über Bioprodukte. Das erwähne ich, weil ich es erstens von vielen zu hören bekommen werde, weil mir zweitens bewusst ist, dass Preis und Verfügbarkeit nicht nebensächlich sind, und weil ich drittens meinen Teilnehmern keine unnötige Angst einjagen möchte. Aus zahlreichen Gründen sind bestimmte biologisch erzeugte Lebensmittel aber durchaus besser als konventionelle:

Lieber Bio:	**Auch aus konventionellem Anbau:**
Äpfel	Ananas
Birnen	Avocados
Blattsalat	Bananen
Erdbeeren	Brokkoli
Gemüsepaprika	Erbsen (Tiefkühlware)
Kirschen	Kiwis
Nektarinen	Kohl
Pfirsiche	Mangos
Sellerie	Papayas
Spargel	Zwiebeln
Spinat	
Tomaten	

Regel 7
Keine Kohlenhydrate nach dem Mittagessen

Alle meine Regeln sind wichtig. Diese hier ist psychologisch wie körperlich von großer Bedeutung. Warum? Weil wir tagsüber mit blöden Chefs und Kollegen zurechtkommen müssen, irgendwo im Stau stehen oder in der überfüllten U-Bahn festhängen und dann gegen Abend das Gefühl bekommen, dass noch etwas offen ist. Oder dass wir noch etwas verdient haben. Und bei viel zu vielen Menschen steigt damit das Verlangen nach Zucker, also etwas Süßem oder stärkereichen Kohlenhydraten.

Das ist nicht Ihre Schuld.

Es ist einfach menschlich.

Dennoch müssen wir diese Gewohnheit durchbrechen und die meisten Kohlenhydrate morgens verzehren. Nach dem Mittagessen gibt es diverse andere Lebensmittel, nämlich Proteine und Ballaststoffe. Ich wiederhole: ab Mittag Proteine und Ballaststoffe. Keine oder kaum noch Kohlenhydrate, und auch die nur in Begleitung von noch mehr Ballaststoffen.

Im Rezeptteil werden Sie sehen, dass meine Vorschläge

für den Abend viel Eiweiß und Ballaststoffe bereitstellen. Orientieren Sie sich für die Abendmahlzeiten am besten daran. Später verrate ich Ihnen auch noch einige ausgezeichnete Snacks ohne Kohlenhydrate. Aktuell möchte ich jedoch noch erklären, *warum:* Was geschieht, wenn man spät am Tag noch Kohlenhydrate isst?

Kohlenhydrate sind eine Form von Zucker, und Zucker veranlasst die Bauchspeicheldrüse, mehr Insulin herzustellen, das wiederum den Appetit ankurbelt. Je später am Tag Sie Kohlenhydrate verzehren, desto wahrscheinlicher ist es, dass Sie spätabends noch Hunger haben. Und das ist ein echter Nachteil!

Jüngste Arbeiten zum Zuckerstoffwechsel haben sich dieser Einsicht angenommen. Eines der Lieblingswörter aus der Insulinforschung sind die »Insulinspitzen«. Offenbar reagiert die Bauchspeicheldrüse nicht nur auf die absolute Zuckermenge; es spielt auch eine Rolle, wie häufig sie das Signal erhält, Insulin auszuschütten. Jede Insulinspitze entspricht einem Hammer, der den Zucker in Ihre Zellen hämmert. *Deshalb* möchten Diabetesfachleute heutzutage begrenzen, wie oft wir uns Kohlenhydrate zuführen, und zwar besonders gegen Abend. Wenn man zusätzlich bedenkt, dass Insulin im Darm die Bildung von Hungerhormonen anstößt, ist die körperliche Reaktion ausgesprochen heftig.

Glauben Sie mir: Auf herkömmlichem Weg können Sie den Kampf nicht gewinnen.

Sie können aber strategisch vorgehen, und dazu gebe ich Ihnen zwei Leitregeln:

- Als Snacks eignen sich ballaststoffreiche Lebensmittel, Proteine, Gemüse und frische Früchte (keine Trockenfrüchte).

- Abends »Lean and Green« essen, also fettarm und pflanzlich.

Hängen Sie das als Zettel an die Kühlschranktür.

Wenn Sie sich daran nicht halten können, werden Sie nicht schlank.

Regel 8
Wissen, was drin ist: Inhaltsstoffe lesen lernen

Wenn Sie ähnlich ticken wie ich, reagieren Sie auf diese Vorgabe vermutlich wie auf eine nervige Tante oder den Biolehrer in der Mittelstufe.

Schluss mit dem Augenverdrehen, jetzt wird zugehört: Sie *müssen* die Inhaltsstoffe und den Nährwert prüfen, um die Kontrolle über Ihre Nahrung, Ihre Ernährung insgesamt, Ihren Körper und Ihr Leben zurückzugewinnen. Es funktioniert bei mir, bei meinen Klienten, bei den *Biggest Loser*-Teilnehmern und natürlich auch bei Ihnen. Vertrauen Sie mir!

Beginnen wir mit der Tatsache, dass Sie ernährungsmäßig wahrscheinlich wie die meisten Menschen eher falsch informiert sind. Oder verwirrt. Oder einfach keine Ahnung haben. Damit sind Sie in bester Gesellschaft. Wenn man Verbraucher bittet, die Inhaltsstoffe verbreiteter Lebensmittel zu lesen, versteht die Mehrheit nur Bahnhof. Das Kleingedruckte ist häufig verwirrend – grafisch aufgepeppt, von irrelevanten Behauptungen und Einzelheiten überladen und manchmal kaum zu finden. Zudem sind die angegebenen »Portionsgrößen« lächerlich winzig. Es ist zum Aus-der-Haut-Fahren.

Bevor ich Sie auf diese Regel einschwöre, möchte ich eine Frage beantworten, nämlich ob das Lesen der Etiketten wirklich hilft. Wird man davon gesünder und schlanker?

2008 wurden die Ergebnisse einer großen Umfrage des amerikanischen Wirtschaftsforschungsdienstes veröffentlicht. Die Antwort war ein klares Ja. Im Vergleich zu Menschen, die keine Etiketten studierten, aßen die eifrigen Leser durchgängig mehr Ballaststoffe und hielten 13 weitere wichtige Ernährungsprinzipien ein, die für ein gesünderes Herz und ein geringeres Gewicht hilfreich sind. Eine zweite Studie, an der über 3700 Herzpatienten teilnahmen, stellte fest, dass »diejenigen, welche die Inhaltsstoffe prüften, weniger Energie, gesättigte Fette, Kohlenhydrate und Zucker sowie mehr Ballaststoffe zu sich nahmen als diejenigen, die darauf verzichteten«.

»Weniger Energie« – genau das wollen wir doch!

Außerdem *sage ich das doch schon die ganze Zeit!*

Entschuldigung, das musste einmal raus. Tatsächlich ist die Prüfung der Nährwertangaben inzwischen einfacher als früher, wenn auch immer noch nicht perfekt. Immerhin sind inzwischen klare Angaben erforderlich, teilweise wegen gesetzlicher Vorgaben, teilweise weil der Verbraucher es verlangt.

Nachfolgend erfahren Sie, was Sie auf dem Etikett unbedingt überprüfen sollten. Je schneller Sie diese Begriffe abspeichern, desto eher werden Sie das Richtige kaufen, um schlank zu werden und zu bleiben. Dabei gilt grundsätzlich: Je stärker etwas verarbeitet ist, desto eher sollten Sie einen Bogen darum machen. Sehen Sie es als aktiven Boykott! Die

einzige Ausnahme dabei ist Obst und Gemüse aus der Tiefkühltruhe, das praktisch unverarbeitet ist. Dabei braucht
man zum Glück auch kaum auf die Menge zu achten, weil
man meist so viel essen darf, wie man möchte.

Ja, ich weiß, auf diese Nachricht haben Sie Ihr Leben lang
gewartet: Eine komplette Packung Tiefkühlspinat kann *eine*
Portion sein!

Jedenfalls bekommen Sie hier Ihre Marschroute – die Informationen, nach denen Sie sich richten sollten.

Portionsgröße: Das ist eine zentrale Information. Die Suche
nach der Portionsgröße kann zum unterhaltsamen Spiel-
chen im Kreise der Familie oder unter Freunden werden.
Üben Sie im Supermarkt regelmäßig mit den verschiedensten Fertigprodukten aus dem Kühlregal, aus der Tiefkühltruhe oder unter den Dosengerichten »Portionsgröße raten«.
Auch mit dem Smartphone lassen sich interessante Daten
herausfinden. Sie werden schon sehen! Mitunter sehen die
Kalorienangaben ganz unschuldig aus, bis einem bewusst
wird, dass eine Portion nur einen Esslöffel ausmacht.

Portionsanzahl: Nach wie vor die am häufigsten übersehene
Angabe. Ich weiß nicht, wie oft meine Klienten oder Teilnehmer schon begeistert mit einem tollen »Light«-Produkt
ankamen, bis ich ihnen sagen musste, dass die scheinbaren
250 Kalorien in Wahrheit 500 Kalorien waren, weil man in
der Realität unmöglich nach der Hälfte zufrieden aufhören
würde. Dieses Wissen hilft beim Abnehmen.

Kalorien (Brennwert): Nach den ersten zwei Punkten sind die Kalorien das Hauptargument. Wenn die Aufschrift 350 Kalorien pro Portion verspricht und das beispielsweise die Hälfte eines kleinen Proteinriegels wäre, den man mit zwei Happen vertilgt, lassen Sie die Finger davon. Das ist ein deutlicher Hinweis auf kaloriendichte Nahrung, und davor sollte man auf der Hut sein.

Protein: Haben Sie Ihren täglichen Eiweißbedarf noch im Kopf (mindestens ein Gramm pro Kilo Körpergewicht)? Diese Angabe ist wichtig. Achten Sie beim Einkaufen darauf, ob ein Produkt ausreichend zu Ihrem Proteinbedarf beiträgt.

Zucker: Zum Zucker gehören auch andere Süßungsmittel wie Honig, Agavendicksaft bis hin zu fruktoselastigem Maissirup beziehungsweise Fruktose-Glukosesirup (HFCS). Wenn »Zucker« oder ein Zuckerersatzstoff unter den ersten fünf Zutaten auftaucht: Finger weg.

Kochsalz (Natriumchlorid): Kochsalz ist lebenswichtig (siehe Regel 16), doch der Mensch braucht nicht viel davon. Die meisten vorgefertigten Speisen sind zu stark gesalzen, so dass selbst die empfohlene Maximalmenge von 2400 Milligramm leicht überschritten wird (Durchschnittsverbrauch pro Tag: 3300 Milligramm). Streben Sie eine Maximalzufuhr von 2000 Milligramm an.

Fett: Vergessen Sie alles, was Sie bisher gehört haben. Fett ist nichts Schlechtes. Wir brauchen es sogar. Um ausreichend Energie zu haben, sollten Sie 25 bis 35 Prozent Ihrer Tageskalorien über Fett decken. Der Fettgehalt ist im Bereich der Kalorien aufgeführt (oft in Form von Fettkalorien pro Portion oder pro 100 Gramm). Auch hier gilt: Wer vorhat, dieses Nahrungsmittel komplett zu essen, muss die Portionsgröße auf die Packungsgröße umrechnen. Dann wissen Sie, wie viel von Ihrem täglichen Fettbedarf Sie mit einer Tüte Studentenfutter abdecken. Wenn mehr als 20 Prozent der Kalorien in einem Produkt aus Fett stammen, sollten Sie davon Abstand nehmen. Hinzu kommt, dass Fett nicht gleich Fett ist. Gesättigte Fette wie Schmalz, Butter oder tierisches Öl werden aufgelistet. Diese Fette sollten Sie meiden. Kaufen Sie lieber einfach ungesättigte Fette wie Olivenöl oder Rapsöl. Die meisten Diätkandidaten brauchen rund 500 Kalorien pro Tag in Form von gutem Fett. Um es ganz klar zu sagen: Das sind rund **FÜNF** Esslöffel gutes Öl (falls alle anderen Lebensmittel komplett fettfrei wären).

Transfette: Das Teufelszeug der modernen Lebensmittelindustrie. Transfette sind hoch gesättigte, entzündungsfördernde Moleküle, die in Fertigbackwaren (wie Kuchen oder Keksen) Verwendung finden und insbesondere die Lagerfähigkeit ausdehnen, mitunter über Jahre. Wollen Sie Ihrem Körper so etwas wirklich zumuten? Leider muss der Transfettgehalt noch immer nicht auf dem Etikett aufgeführt werden. Wenn jemand viele vorgefertigte Lebensmittel isst (insbesondere Frittiertes oder Kartoffelchips), können die

Transfette sich rasch summieren – ein weiterer Grund, lieber das Grundprodukt selbst zu verarbeiten.

Kohlenhydrate: Wie bereits erwähnt gibt es gute (natürliche) und »böse« (»raffinierte«) Kohlenhydrate. Prüfen Sie die Inhaltsstoffe. Woher stammen die Kohlenhydrate? Steht da »Weizenmehl«? Nicht kaufen. Oder »100 Prozent Vollkornmehl«? Dann ist es in Ordnung. Kartoffelstärke? Nein. Gerste? Ja. Maismehl? Nein (falls unter den ersten fünf Zutaten). Sie werden das Schema bald beherrschen und können dann schneller entscheiden, ob Sie etwas wollen oder nicht.

Fasern (Ballaststoffe): Der Tagesbedarf liegt bei 30 bis 50 Gramm pro Tag. Wer auf den Faseranteil achtet, merkt schnell, wie stark etwas verarbeitet ist. Außerdem bekommt man dadurch ein Gefühl dafür, wie lange Speisen im Darm herumliegen. Prüfen Sie, woher die Fasern stammen. Sind sie zugesetzt (grundsätzlich nicht verwerflich, wenn es sich beispielsweise um Apfelpektin oder Kleie handelt), oder stammen sie aus industriellen Quellen (abzulehnen)?

Nettokohlenhydrate: Auch hier spielen die Fasern eine Rolle! Nettokohlenhydrate sind die verwertbaren Kohlenhydrate, also diejenigen, die das Gewicht in die Höhe treiben. Man ermittelt sie, indem man von den Gesamtkohlenhydraten den Ballaststoffanteil abzieht. Eine Scheibe Vollkornweizenbrot kann zum Beispiel mit 25 Gramm Kohlenhydraten daherkommen, doch wenn man die zehn Gramm Ballaststoffe herausrechnet, bleiben noch 15 Gramm Nettokohlenhydrate. Ich nehme die kohlenhydratärmere Variante, wann immer möglich.

Inhaltsstoffe: Die Inhaltsstoffe stehen normalerweise irgendwo getrennt von den Nährwertangaben in mikroskopisch kleiner Schrift. Sie verraten, woraus ein Produkt besteht. Die Nährwerte sagen, *wie viel* Fett in dem Produkt enthalten ist; die Inhaltsangaben geben Aufschluss darüber, mit *welchem Fett* Sie rechnen dürfen. Dasselbe gilt für Zucker in jedweder Form. Als Faustregel können Sie sich merken: Je mehr hier aufgeführt ist, desto kritischer sollten Sie das Produkt betrachten. Warum? Nun, bei derart vielen Inhaltsstoffen ist dieses Produkt vermutlich unglaublich stark verarbeitet und steckt voller chemischer Stoffe, die von Mutter Natur nie für den Verzehr vorgesehen waren. Zweitens ist es dann meist kalorienreich und ballaststoffarm. Sobald unter den ersten fünf Zutaten ein Süßungsmittel (welches auch immer!) oder ein anderes Mehl als *Vollkornmehl* steht, schieben Sie Ihren Wagen einfach weiter.

Zusatzstoffe: Wir leben in einer Welt voller Stabilisatoren, Konservierungsstoffe und Farbstoffe. Ihnen zu entgehen ist unrealistisch (außer man ist wohlhabend oder exzentrisch oder beides). Ein paar besonders berüchtigte und verbreitete Zusatzstoffe, die vor allem in »Light«-Produkten gern verwendet werden, können Sie jedoch meiden, wenn Sie wissen, wonach Sie suchen müssen:

Lebensmittelfarbe: Ob sie gesundheitsschädlich ist, ist strittig, doch wenn Farbstoffe aufgeführt werden, ist dies ein Hinweis darauf, wie künstlich etwas ist. So tun als ob? Nein!

Aspartam (E 951): Auch der Zusammenhang zwischen künstlichen Süßungsmitteln und diversen neurologischen Problemen ist noch nicht abschließend belegt. Ich mag das Zeug nicht, insbesondere wenn es unter den ersten fünf Zutaten auftaucht. Das liegt daran, dass Aspartam wie Fruktose-Glukose-Sirup (Maissirup) oder reichlich Salz die Geschmacksnerven weiterhin auf »Hypergeschmack« einschwört und damit das Verlangen nach Zucker, Fett und ungesunden Kohlenhydraten nährt.

Polysorbat 60 (E 435): Die technologiefreundliche Zeitschrift *Wired* beschrieb die Verwendung von Polysorbaten folgendermaßen: »Reinigungszusatz, Emulgator oder – im Fall von Polysorbat 60 – ein Hauptbestandteil bestimmter sexueller Gleitmittel.« So viel dazu. Essen Sie das lieber nicht.

Mononatriumglutamat: Diesen Geschmacksverstärker, meist einfach als Glutamat bezeichnet, kennen wir insbesondere aus der chinesischen Küche, doch auch Fertigprodukte sind häufig damit versetzt, um unsere Salz liebenden Geschmacksrezeptoren anzusprechen. Viele Menschen reagieren empfindlich auf Glutamat und entwickeln Kopfschmerzen, Atembeschwerden, Übelkeit oder ein Engegefühl in der Brust. Appetitlich! Schwangere sollten ganz darauf verzichten.

Achtung, Natriumglutamat ist mitunter schwer zu erkennen, weil es sich hinter zahlreichen Umschreibungen verbirgt, beispielsweise: Glutamat, hydrolysiertes Protein (jeder

Art), autolysierte Hefe, Hefeextrakt, Kaseinat und »natürliche oder künstliche Aromastoffe«.

Übrigens wird Natriumglutamat auch zur Herstellung von »Kaugummi, Getränken, frei verkäuflichen Arzneimitteln (besonders für Kinder), als Binde- und Füllmittel für Ergänzungsmittel, in verschreibungspflichtigen Arzneimitteln, für Krankenhausinfusionen und im Windpockenimpfstoff« verwendet. Wollen Sie das wirklich *essen?*

GDA (general daily allowance; Richtwert für die Tageszufuhr): Diese Angabe entspricht laut EU-Vorgaben dem täglichen Durchschnittsbedarf eines normal aktiven Erwachsenen. Geben Sie auch acht, wie viel Prozent vom Nährstoffbedarf eine Portion in Bezug auf Nährstoffe wie Kalzium, Natrium, Vitamin C und so weiter abdeckt. Wenn die Portion weniger als fünf Prozent zum Tagesbedarf beiträgt, ist sie kein guter Beitrag zu einer gesunden Ernährung. Liefert sie mehr als 20 Prozent (insbesondere beim Fett), sollten Sie verzichten. Diese Informationen sind leider sehr klein geschrieben und basieren auf einem angenommenen Tagesbedarf von 2000 Kalorien (was Sie ebenfalls bedenken sollten). Wer die Grundlagen verstanden hat, kann diese Angaben jedoch gut nutzen.

Regel 9
Portionsgrößen beachten

Wie groß ist eine Portion? Die folgende Geschichte stammt aus einen Buch, das ein Freund von mir zu Übergewicht geschrieben hat. Ein Krankenhaus in Los Angeles bot ein Programm für übergewichtige Kinder und deren Eltern an. Einmal pro Woche versammelten sich die Teilnehmer in den geräumigen Konferenzsälen des Hauses und erfuhren dort Wissenswertes über alles Mögliche von Sport bis Nahrungszubereitung. Die Leiter des Programms bauten vorne auf dem Tisch diverse übliche Lebensmittel auf und baten die Kinder, ihnen zu zeigen, wie groß eine Portion wäre. Unter anderem lag dort auch eine Riesenpackung Chips, wie sie für ein ganzes Picknick gereicht hätte. Ein Mädchen sollte die Portionsgröße bemessen. »Ganz einfach«, sagte sie, stand auf, griff nach der Tüte und setzte sich wieder hin. »Das ist *meine* Portion.«

Woher kommt so etwas? Vieles hat mit der leichten Verfügbarkeit billiger Lebensmittel und Fette zu tun, auf die ich in Regel 13 näher eingehen will. Ein Teil reicht aber auch tiefer und beruht auf einer verzerrten Wahrnehmung. Wenn Menschen große Portionen *sehen,* dann *wollen* sie auch eine große Portion – mindestens ein Drittel mehr, als sie normalerweise essen würden. Studien zufolge ist diese Tendenz inzwischen auch auf den häuslichen Bereich übergeschwappt. Wir essen pro Mahlzeit zu Hause oft 20 bis 30 Prozent mehr als noch vor 20 Jahren. Interessanterweise gilt das sogar für Dinge, die nicht einmal als besonders schmackhaft gelten, zum Beispiel abgestandenes Popcorn. Das ist ein mächtiger Einfluss auf das Essverhalten. Wie soll man dagegen ankommen?

Eine gute Methode lautet: selber kochen (Regel 15). Ansonsten helfen zwei Verhaltenskniffe, die sowohl mir als auch meinen Klienten und den Teammitgliedern im *Biggest Loser* gute Dienste leiten.

Kniff Nr. 1: Erzwungene Portionskontrolle

Klingt das für Sie bereits nach Bulimie? Ist es aber nicht. Ich meine damit, dass Sie Lebensmittel so einkaufen und zubereiten, dass immer die richtige Menge bereitsteht (ein paar Beispiele folgen). Dann heißt es nicht mehr: »Ach, ich war nachmittags völlig ausgehungert und hatte nur noch diese Packung Eis im Kühlschrank.« Wenn Sie dieses Buch durch haben, liegen auch bei Ihnen stets frische, appetitliche, kalorienarme Lebensmittel in passender Menge bereit. Das, was Ihnen schmeckt. In vernünftigen Portionen.

Das bedeutet: Kaufen Sie Vorräte, bei denen Sie die Portion gut einschätzen können, oder portionieren Sie sie in Frischhaltedosen oder -beuteln vor. Dann liegt gleich das Richtige bereit, wenn sich der Hunger meldet.

Meine Lieblingslückenbüßer:

Naturjoghurt in 150-Gramm-Portionen.

Fettarme Käsestreifen nach persönlichem Geschmack.

Guacamole (selbst gemacht, eine Portion).

60 Gramm Mandelkerne (in Tüten abgefüllt).

Praktisch jedes Stück frisches Obst, abgesehen von einer kompletten Wassermelone.

Ein Esslöffel Erdnussmus (vorher abmessen und einwickeln, zum Beispiel mit Eiswürfelbehälter).

Ein hart gekochtes Ei.

Kniff Nr. 2: Mehr Volumen

Die zweite Methode beruht darauf, sich mit großen Portionen ballaststoffreicher, kalorienarmer Lebensmittel angenehm satt zu essen. Diese Portionsgrößen sollten wir tatsächlich überdenken. Bei Gemüse und Obst spielt die Portionsgröße bis auf wenige Ausnahmen keine Rolle (mehr dazu in Teil II unter dem Stichwort »Ihr Erfolgsrezept«, siehe Seite 143 bis 145). Schlagen Sie zu! Man sagt mir nach, ich hätte sogar mal eine ganze Schüssel Brokkoli zum Abendessen empfohlen.

Das erscheint vielleicht sogar eingefleischten Brokkolifans übertrieben. Doch selbst wenn Sie zu Ihrer Riesenportion Brokkoli 225 Gramm Fisch, eine kleine Portion Naturreis und einen Joghurt mit einem ganzen Apfel verzehren, sind das Unmengen Ballaststoffe, Proteine und keinerlei zugesetztes Fett oder Zucker bei nur 590 Kalorien. Und damit werden Sie mehr als satt (bei einer 1800 Kalorien-Diät bekämen Sie am selben Tag noch zwei vergleichbare Mahlzeiten).

Regel 10
Zucker und Süßstoff streichen

Der Mensch giert nach Süßem. Dieses Verlangen wurzelt tief in uns. Wir haben sogar gesonderte Geschmacksknospen dafür auf der Zunge. Aus evolutionärer Sicht bedeutete Süße (aus Beeren und wilden Früchten), dass etwas reif, sicher, essbar und ein guter Energielieferant ist. Und genau das brauchten unsere Vorfahren, um den ganzen Tag aktiv zu bleiben.

Wir sind aber nicht mehr so aktiv.

Deshalb sollten Sie *alle* Süßungsmittel streichen, auch die in Brot, in Gefrorenem (in Form von »zugesetztem Fruchtkonzentrat«) oder in Fertigprodukten, die Sie im Vorbeigehen so mitnehmen. Unser Körper ist nicht auf »nur ein kleines bisschen« gepolt. Wir besitzen keine Antisüß-Warnfunktion (»bitter« gilt als Warnsignal, geht aber ebenfalls gern mit Süße einher). Steigen Sie aus dieser übertrieben süßen Welt aus. Wenn ich mit Ihnen fertig bin, werden Sie auch innerlich nicht mehr nach Supersüßem verlangen.

Wie entscheidend ist dieser Schritt in Bezug auf das Körpergewicht? Schließlich liefert ein Gramm Zucker doch nur vier Kalorien, Fett (das ich nicht so streng verboten habe) hingegen volle neun Kalorien. Was soll das?

Leider wirken sich die vier Zuckerkalorien, sobald sie im Körper sind, stärker auf unser Gewicht aus. Inzwischen dürfte Ihnen klar sein, dass Sie keineswegs massenweise fetten Käse, Fleisch oder Schinken in sich hineinstopfen sollen. Für Zucker gilt dasselbe. Betrachten Sie ihn als Luxus. Das entspricht einem echten Umdenken, das auch bei den Experten stattgefunden hat. Insbesondere die amerikanische Herzgesellschaft AHA hat die Auffassung, Zucker sei genauso zerstörerisch wie Fett, viele Jahre mit Zähnen und Klauen bekämpft. Sie waren der Lehre von der fettarmen Ernährung auf den Leim gegangen, die sie genauso laut verfochten wie die Regierung.

Als die Menschen immer dicker wurden, hinterfragte man diese Vorstellung. In Deutschland sind laut jüngsten Erhebungen 53 Prozent der Frauen und 67 Prozent der Männer übergewichtig, ein knappes Viertel sogar adipös (fettleibig, BMI über 30). Diese Entwicklung geht mit immer mehr Typ-2-Diabetikern einher. Gesundheitsbehörden und kritische Journalisten und Wissenschaftler fragen sich: Wie kommt es, dass wir so fett werden, wenn wir schon so lange auf fettarme Ernährung achten?

Die Antwort ist der Zucker. Der Verbrauch von Zucker und insbesondere Maissirup (HFCS) ist nicht nur aus den bekannten Gründen angestiegen, sondern auch weil ausgerechnet fettarme Produkte vor Zucker nur so strotzen. Zudem wirken Backwaren aus raffiniertem Mehl auf das Gewichtssystem des Körpers ganz ähnlich. Zucker regt die Leber zur Bildung neuer Fettzellen an – und eine Fettzelle bleibt uns für immer erhalten.

Eine Reaktion darauf war die Atkins-Diät, die tatsächlich funktioniert – bis man die Nase von all den Steaks und Eiern ohne Toast gestrichen voll hat und ins Land der Dicken zurückkehrt. Meine Methode und vergleichbare Ansätze entsprechen eher einem Mittelweg zwischen Atkins und den Vertretern der fettarmen Ernährung. Ich plädiere dafür, die *gewichtssenkende Wirkung* zuckerarmer, aber ballaststoffreicher Früchte mit der *verstärkten Sättigung* durch gute Fette zu kombinieren. So fühlt man sich wohler und baut von Anfang an Gewicht ab. Und wenn man sich erst einmal an dieses Gefühl gewöhnt hat, kommt man wunderbar ohne Süßgetränke aus.

Bitte beachten Sie, dass ich aus demselben Grund auch Süßungsmittel wie Aspartam oder Stevia nicht empfehlen kann, denn auch diese fördern die Erwartung übertriebener Süße. Wer sich davon nicht löst, erhofft sich weiterhin eine süße »Belohnung«. Glauben Sie mir, dieser Verzicht lohnt sich.

Also ab heute nie mehr einen Schokoladenpudding, nie wieder Eis? Nein. In Regel 20 erkläre ich, auf welche Weise man einmal die Woche ohne Reue einen besonderen Genuss einplanen kann. In einem geregelten Leben haben auch Kuchen und Süßspeisen hin und wieder ihren Platz.

So wird man zum Zuckerdetektiv

Was ist mit dem Zucker, den man *selbst* hinzufügt – dem Teelöffel Rohrzucker fürs Müsli oder
dem Zuckerwürfel für den Tee? Oder mit den Süßstoff-
päckchen, die ganz automatisch im Kaffee landen? Die
sind doch nicht so schlimm, weil man die Menge selbst
bestimmt? Meine Antwort als Trainer und Gewichtsbera-
ter lautet: doch. Aber Sie wissen ja, dass ich ein Herz
habe. Deshalb biete ich Ihnen auch bei dieser Regel einen Zwischenschritt an.

Verabschieden Sie sich unwiderruflich von künstlichen
Süßstoffen. Wer sich danach *wirklich* an den einen Teelöffel Zucker für den Kaffee oder Tee halten kann, darf es
mit folgender Brücke versuchen. Gönnen Sie sich diese
Menge *höchstens* zwei Mal täglich. Und das Müsli wird
mit Beeren gesüßt.

Regel 11
Keine Kartoffeln

Preisfrage: Welches Nahrungsmittel trägt auf die Dauer mehr zum Körpergewicht bei – Softdrinks, Schinken und fettes Fleisch oder Kartoffeln?

Laut unseren Freunden von der *Nurses' Health Study* sind es die Kartoffeln in jeder Form, ob als Pommes Frites, als Bratkartoffeln, als gebackene Kartoffel oder als Kartoffelbrei: »Für jede zusätzliche Portion Kartoffeln, die gegessen wurde, nahmen die Teilnehmer über vier Jahre hinweg rund 600 Gramm zu.«

Nicht dass an Kartoffeln etwas grundfalsch wäre. Es geht in erster Linie um die Art der Zubereitung. Schließlich ist der Pro-Kopf-Verbrauch an Speisekartoffeln in Deutschland von etwa 250 Kilogramm pro Jahr (1900) auf nur noch 56,8 Kilogramm pro Jahr (2011) zurückgegangen.

Insbesondere junge Menschen, aber auch Fast Food-Kunden und Kantinenbesucher verzehren ihre Kartoffeln jedoch bevorzugt in Form von Chips, Pommes Frites, Kartoffelbrei oder Gratin, also »veredelten« Industrieprodukten. Und tragischerweise essen wir unsere Kartoffeln ohne die Schale, in der die Hälfte der Ballast- und Nährstoffe steckt.

Bei den von allen Experten einhellig empfohlenen fünf

Portionen Obst und Gemüse pro Tag zählen Kartoffeln definitiv nicht mit. Die Vorteile wiegen die Nachteile also nicht auf.

Sie ahnen schon, was jetzt kommt.

Keine Kartoffeln mehr.

Jedenfalls nicht *so*.

Das ist für viele ein wirklich harter Brocken. Anfangs hatte auch ich meine Zweifel, ob diese Regel vernünftig ist. Dann aber sah ich mir die Leute an, die am erfolgreichsten abgenommen haben und ihr Gewicht anschließend halten konnten. *Keiner von ihnen aß Kartoffeln, in welcher Form auch immer.* Ein Freund, der einmal starkes Übergewicht hatte, sagt heute gern: »Ich habe mein Kartoffelprivileg schlichtweg verspielt.«

Zum Glück kann ich Ihnen diesen Schritt erleichtern, weil andere Knollen – zum Beispiel Süßkartoffeln (erhältlich in der goldgelben Variante und in einem tieferen Orange, das gern auch als Yams bezeichnet wird), Pastinaken, Rübchen und viele weniger bekannte Kartoffelsorten – in der Phase der Gewichtserhaltung durchaus Raum haben. (Allerdings rate ich auch davon zumindest im ersten Monat entschieden ab.) Die Zubereitung ist zwar etwas zeitaufwändiger, doch wir wollen Stärke schließlich künftig als Leckerbissen betrachten, richtig? Kartoffeln in jeglicher Form sind *Stärke*. Im Übrigen gibt es gewichtsbewusste Zubereitungsmethoden für Wurzelgemüse, bei denen die Ballaststoffe erhalten werden, was bekanntlich den Nettokohlenhydratgehalt vermindert. Diese Methoden sind ebenso einfach wie schmackhaft, und sie verstärken jene deftige Süße, die ich Ihnen nahebringen möchte. Versalzene, fetttriefende Pommes überlassen wir künftig gern den anderen.

Kurz geröstet: Diese Technik wird nicht nur von Spitzenköchen, sondern auch von den besten Hobbyköchen eingesetzt, die mir je begegnet sind.

Süßkartoffeln, Rüben oder Pastinaken in fingerdicke Würfel schneiden und mit Olivenöl besprühen. Den Ofen auf 230 °C vorheizen, die Würfel auf ein Backblech legen und 15 Minuten backen. Danach mit Pfeffer, fein gehacktem Knoblauch, Zitrone oder Ihren Lieblingskräutern abschmecken. Am besten am Sonntagabend eine größere Menge zubereiten, abkühlen lassen und im Kühlschrank aufbewahren. Die Würfel halten sich die ganze Woche und passen in die Suppe, in Salate, in Sandwichs oder als Beilage zum neuesten Fischgericht.

Pseudofrittieren: Beim Frittieren verliert Wurzelgemüse viel von seinen Ballaststoffen, aber auch vom Geschmack. Schneiden Sie Streifen wie für Pommes Frites, aber verlegen Sie sich aufs »Pseudofrittieren«. Das erhält Fasern und sorgt für Geschmack ohne viele Fettkalorien. Letztlich geht es genauso schnell wie das Kurzrösten.

Man nehme (beispielsweise) einige Pastinaken – diese langen, weißen Dinger neben den Möhren – und schneide sie in dicke Streifen. Mit Pfeffer und einem Esslöffel Olivenöl vermengen. Den Ofen auf 230 °C vorheizen, die »Fritten« auf ein Backblech legen und backen, bis sie leicht bräunen.

Komplettbrei: Sie können sich schon denken, was alles dazugehört. Hierfür backen wir das Wurzelgemüse (neben den erwähnten Sorten auch Butternut-Kürbis und Topinambur) *mit Schale*, bis es zu karamellisieren beginnt, lassen es abkühlen und zerstampfen es zum Schluss (nicht mit dem Stabmixer zerkleinern!). Weil der Brei konzentrierte Kalorien liefert, ist er gut für den geplanten Genuss geeignet (Regel 20), wenn Sie unbedingt mal wieder »Kartoffelbrei mit Soße« essen möchten.

Regel 12
Einmal pro Woche fleischlos glücklich

Genauer gesagt, ganz ohne tierische Proteine. Gern auch öfter, wenn Sie wollen. Das liegt ganz bei Ihnen.

Warum empfehle ich das?

Natürlich nur aus einem einzigen Grund: Es hilft beim dauerhaften Abnehmen.

Und wenn Sie lernen, ein paar einfache pflanzliche Nahrungsmittel geschickt einzusetzen, tappen Sie nicht so leicht in die gefährliche Diätfalle der Monotonie.

Sie zweifeln noch?

Vertrauen Sie mir.

Ein fleischloser Tag kann mit Unmengen Obst und Riesenportionen Gemüse einhergehen. Inzwischen wissen Sie, dass ich Ihnen reichlich Proteine, viele Ballaststoffe, möglichst wenig einfachen Zucker und keine ungesunden Fette ans Herz lege.

Welche Lebensmittel passen noch in dieses Schema? Natürlich Hülsenfrüchte, aber auch Nüsse, Kerne und Samen.

Diese beiden Gruppen finden im Alltag oft zu wenig Berücksichtigung. Nüsse gelten als Pausensnack. Nussmus gehört zur Rohkostfraktion oder wird Kindern als Ersatz für Nuss-Nougat-Creme angeboten. Und Bohnen? Die meisten

Menschen essen kaum noch Bohnenkerne, höchstens im Salat oder im Chili.

Die beliebteste Ausrede bei den Bohnen – und ich rede hier nicht von frischen oder tiefgekühlten grünen Bohnen oder Erbsen – lautet, dass die Zubereitung umständlich und das Ergebnis ziemlich öde ist. Außerdem bekommt man davon Blähungen. Den ersten beiden Behauptungen möchte ich widersprechen, und die dritte ist lange nicht so häufig, wie man denkt.

Botanisch gesehen sind Bohnen die Früchte der Pflanzenfamilie Leguminosae, also Hülsenfrüchte. Sie sind sehr proteinreich – die flachen grünen Linsen beispielsweise liefern ein Viertel ihrer Kalorien aus Proteinen –, dazu fettarm und reich an Ballaststoffen. Schon eine halbe Tasse gekochte Linsen versorgen uns mit neun Gramm Ballaststoffen, die wir von den 20 Gramm Gesamtkohlenhydraten abziehen dürfen – damit bleiben schmackhafte elf Gramm Kohlenhydrate bei 110 Kalorien mit einer praktisch unschlagbaren Konzentration an pflanzlichen Proteinen. Und so gut wie fettfrei. Das ist eine Kombination, die satt und auf die Dauer auch schlanker macht. Kein Wunder, dass das *Men's Health Magazine* Linsen zu den fünf gesündesten Lebensmitteln zählt.

Zwei andere Bohnen, die man im Kopf behalten sollte, sind Kichererbsen und weiße Bohnen. Beide sind auf der ganzen Welt verbreitet, insbesondere auch in der Mittelmeerküche und in der mexikanischen Küche. Kichererbsen sind preisgünstig und sowohl getrocknet als auch in der Dose überall erhältlich. Aus der Dose bekommt man problemlos seine neun Gramm Ballaststoffe pro Portion. Getrocknete Bohnen kosten noch weniger, müssen aber über Nacht eingeweicht werden. Dasselbe gilt für weiße Bohnen. Im Rezepteteil werden Sie sehen, dass diese Bohnen unglaublich vielseitig und schmackhaft sind. Wenn Sie also bisher kein Freund von Bohnen waren, werden Sie Ihre Meinung hoffentlich bald ändern.

Nüsse wachsen an Bäumen und sind seit jeher ein wichtiger Bestandteil der menschlichen Ernährung. Mandeln, Walnüsse oder Pistazien sind geradezu ideal, wenn man sie frisch geknackt oder trocken geröstet verzehrt. Gesalzene, gebrannte oder in Honig geröstete Varianten zählen hier natürlich nicht mit! Nüsse enthalten viel Eiweiß, dazu Ballaststoffe, gesunde Fette und jene wünschenswerten sekundären Pflanzenstoffe, über die wir schon in Regel 6 gesprochen haben.

Trotzdem haben Nüsse einen schlechten Ruf und gelten in erster Linie als fettreicher Snack, den Diätkandidaten lieber meiden sollten. Solche Auffassungen stammen noch aus der Zeit der Fettphobie in den 1970er und 80er Jahren, in denen Fette verteufelt und Kohlenhydrate ignoriert wurden. Erdnussmus galt damals als ebenso gefährlich fürs Herz wie Hamburger.

Doch in den letzten 20 Jahren hat die Ernährungswissenschaft (insbesondere die Sparte, die sich um Übergewicht und das Herz kümmert) die Nüsse rehabilitiert. Schon 1991 meldeten große Studien eine erkennbare Verbindung zwischen täglichem Nüsseverzehr und weniger Herzerkrankungen. Beim Vergleich von Blutproben von Nussessern mit denen von Nichtnussessern findet sich bei den Nussfreunden deutlich mehr gutes Cholesterin, deutlich weniger schlechtes Cholesterin und erheblich weniger C-reaktives Protein (CRP), ein Entzündungsmolekül, das Herzinfarkt und Schlaganfall anzeigen kann.

Und was ist nun mit unserem Hauptanliegen, dem Gewichtsverlust? Auch da machen Nüsse eine gute Figur.

Ein Experiment des Ernährungszentrums der kalifornischen Universität Los Angeles untersuchte Übergewichtige mit einem BMI von 31, also knapp über der Grenze von 30 (wo sich viele Menschen tummeln – gerade eben dick genug für gesundheitliche Probleme.) Beide Gruppen erhielten weitgehend dieselbe Ernährung, doch die eine bekam 240 Kalorien in Form von Salzbrezeln, die andere 240 Kalorien in Form von Pistazien. Beide Gruppen nahmen ab, aber die Wirkung der Pistazien war ausreichend, um den BMI bis auf 28 abzusenken, also in den Bereich des bloßen Übergewichts. Bei der Brezelgruppe veränderte sich der BMI hingegen kaum.

Wie kann das sein? Die Antwort: Bestimmte Lebensmittel fördern den Gewichtsabbau bei gleichem Kaloriengehalt besser als andere. Bei den Nüssen scheinen gleich zwei Mechanismen eine Rolle zu spielen. Beide sollte man sich merken, denn meine Regeln bauen darauf auf.

Den ersten Mechanismus kennen wir bereits – Fett macht satt, und wer satt ist, isst weniger. Nüsse warten aber noch mit einem zweiten Vorteil auf. Wer Nüsse isst, hebt für einen kurzen (aber signifikanten) Zeitraum den Grundumsatz, also den Energieverbrauch bei körperlicher Ruhe. In einer Studie zum Nüsseverzehr im Rahmen einer Diät verzeichneten Wissenschaftler der Universität Purdue bei den Diätkandidaten, die Nüsse aßen, einen deutlich höheren Grundumsatz als bei denen, die keine Nüsse verzehrten. Das gipfelte in der Aussage: »Die wenigen vergleichenden Studien zu Reduktionsdiäten mit oder ohne Nüsse weisen darauf hin, dass Compliance und Gewichtsverlust höher sind, wenn Nüsse erlaubt sind. Diese übereinstimmenden Ergebnisse bedeuten, dass Nüsse in Maßen bei einer Diät berücksichtigt werden können, um Genuss und Nährwert zu verbessern, ohne dass hierdurch eine Gewichtszunahme zu befürchten ist.«

Meine Rede!

Bei den Tagesplänen in Teil II werden Sie sehen, wie sehr ich auf Bohnen und Nüsse schwöre. Nachmittags fülle ich meine Energiespeicher gern mit meinem aktuellen Lieblingssnack, Hummus (besteht weitgehend aus Kichererbsenmus), auf, den ich mit Minigurken und einem Spritzer Zitrone erweitere. Das ist eine perfekte Kombination, und beim Essen bekommt man locker ein Viertel der empfohlenen täglichen Ballaststoffmenge.

Das gilt übrigens auch für Nussmus. Ich gönne mir nachmittags gern eine Scheibe geröstetes Ezekiel-Brot (80 Kalorien) mit einem Esslöffel Erdnussmus (100 Kalorien) und einer halben Banane (40 Kalorien). In Teil II sehen Sie, dass diese Snacks sehr gut zu den Regeln passen. Also immer her mit den Nüssen und Bohnen.

Regel 13
Schluss mit Fast Food und Frittiertem

Viele Menschen können sich kaum noch vorstellen, dass Fast Food (von der Tiefkühlpizza bis zum doppelten Cheeseburger) früher eine seltene Ausnahme war. Vor zwei Generationen gab es vielleicht noch mehr Würstchenbuden, doch selbst das Hähnchen aus dem Schnellrestaurant war etwas Besonderes und die großen Imbissketten waren erst im Entstehen. Auch die Portionen waren kleiner.

Lebensmittel waren ein kostbares Gut, bis genau drei Dinge geschahen:

1. Die amerikanische Regierung ermunterte zu übermäßigem Mais- und Sojaanbau (um die Überschüsse auf dem internationalen Markt zu verkaufen).
2. Lebensmittelkonzerne nutzten den billigen Mais, um weniger teuren Zucker herzustellen, mit dem sie preisgünstig übertrieben große Portionen anbieten konnten.
3. Da in den Familien zunehmend beide Partner erwerbstätig waren, fehlte die Zeit zum Kochen.

Earl Butz, der in Amerika mehrfach als Landwirtschaftsminister fungierte, traf in Bezug auf die verlockenden Fertigprodukte den Nagel auf den Kopf: »Fertiggerichte und Fast Food sind das moderne Hauspersonal!«

Natürlich hat eine Lebensmittelproduktion, die sich zügig an veränderte Bedürfnisse anpasst, auch ihre guten Seiten. Doch wenn man grundsätzlich auf die Schnelle vorportionierte Riesenmahlzeiten vertilgt, wird es knifflig, denn dabei gibt man die Selbstbestimmung über die eigene Ernährung auf. Restaurantportionen sind in der Regel 40 bis 50 Prozent größer als das, was wir zu Hause auf den Tisch bringen, und weil das Außer-Haus-Essen für viele noch immer etwas Besonderes ist, schlägt man sich den Bauch voll wie beim runden Geburtstag des Lieblingsonkels. Je häufiger wir auswärts essen, desto stärker schlagen wir über die Stränge. (Mehr zu den Vorteilen, zu Hause zu essen, kommt in Regel 15.)

Selbst das *Stehen* im Schnellrestaurant verschärft das Problem, denn all die Fettmoleküle in der Luft, die uns in die Nase steigern, kapern unseren Geruchssinn und lassen die Geschmacksempfindungen aus dem Ruder laufen. Schon bald haben wir nur noch auf Hypersüßes und Salziges Appetit; alles andere schmeckt uns nicht. Damit sind wir Gefangene des Fast Food. Nicht süchtig. Gefangen.

Mit dieser Diät wird sich das ändern. Wenn wir hier fertig sind, nehmen Sie beim Geruch von Fast Food Reißaus.

Was passiert nun aber, wenn Sie eine Riesenportion Kartoffelnuggets mit Käse oder eine Tüte Pommes Frites verzehren? Oder ein dickes Stück Pizza mit Salami und Peperoni?

Fangen wir damit an, was sich dabei in Ihrem Mund abspielt. Als Erstes beginnt der lange, ruinöse und hässliche Zerfall von Zähnen und Zahnfleisch. Konzentrierte Fett- und Zuckermoleküle lösen in unserem Immunsystem starke entzündliche Reaktionen aus, die häufig in der Speiseröhre beginnen. Eine Notfallindikation ist das Steakhouse-Syndrom (Speiseröhrenkrampf), bei dem es zu heftigen Schluckstörungen kommt. Bei einer solchen Reaktion müssen Sie das Steakhouse verlassen und sich in die nächste Notaufnahme begeben.

Gehen wir aber mal davon aus, dass die Nahrung im Magen landet. Mit etwas Pech haben Sie den Geschmack noch den ganzen Tag und vielleicht sogar die ganze Nacht im Mund, denn Gebratenes und Frittiertes kann Sodbrennen und ein Zurückschwappen von Magensaft in die Speiseröhre auslösen. Gleichzeitig steigt der Anteil an unerwünschtem Cholesterin im Blut an. Wer bereits ein angeschlagenes Herz hat, gerät dadurch in Gefahr – auch dies ist keine Übertreibung. Herzinfarkte und Schlaganfälle treten in den ersten zwei bis drei Stunden nach einer derartigen Mahlzeit deutlich häufiger auf. Diese Verbindung ist so augenfällig, dass die Universität Michigan bei der Überprüfung von Gegenden mit vielen Fast Food-Restaurants feststellte, dass das Schlaganfallrisiko in der Umgebung pro Fast Food-Restaurant um ein Prozent höher lag.

Kommen wir nun zu Leber und Bauchspeicheldrüse. Wer regelmäßig konzentrierten Zucker und schlechte Fette zu sich nimmt, fordert die Organe auf, mehr Insulin und Blutfette zu bilden, weil die Muskeln auf das Insulin nicht mehr reagieren. Das wird als Typ-2-Diabetes bezeichnet und ist sehr ungünstig. Der überschüssige Zucker kreist weiter im Blut und schädigt wichtige Nerven. Verletzungen heilen langsamer. Ohne entsprechende Medikamente kann man das Augenlicht verlieren.

Doch all das spielt für viele eher eine Nebenrolle. Wichtiger sind Aussagen wie die von Billy Crystal in *Saturday Night Live* (der damit Fernando Lamas paraphrasierte): »Es geht nicht darum, wie es dir geht; es geht darum, *wie du aussiehst!*« Und wenn Sie weiter essen wie bisher, werden Sie in dieser Hinsicht keine Punkte holen. Mit den unübersehbaren Rundungen kommt das soziale Stigma. Zudem lässt chronischer Fast Food-Konsum die Haut vorzeitig altern. Nein, ich übertreibe nicht. Wer sich die Arbeiten anerkannter Dermatologen ansieht, wird zahllose Ausschläge aufgrund von Fett und Zucker, beschleunigte Faltenbildung, hängende Augenlider und Muskelschrumpfung entdecken.

Aber wir sind noch nicht fertig. Ganz am Ende der Fast Food-Verdauung wartet die Schlafapnoe, denn das Übergewicht schlägt im Schlaf auf den Hals, drückt die Zunge nach hinten und schneidet die Luftzufuhr ab. Das bedeutet, dass man den ganzen Tag matschig und unausgeschlafen ist und am Ende womöglich nachts eine Atemmaske braucht, die unweigerlich Akne hervorruft und sich im Bett ganz und gar nicht sexy macht.

Gibt es denn keine Möglichkeit, Fast Food (das heißt, stark verarbeitete, in der Regel frittierte Speisen) oder Gebratenes zu essen und gesund zu bleiben? Nein.

Ein fettes Warnschild für die Kühlschranktür

Was ist der Haken von frittierten Speisen? Diese Liste an der Kühlschranktür wird Sie daran erinnern, warum Sie so etwas nicht mehr anrühren:

Der Verzehr von Frittiertem kann Folgendes anrichten:

• Sodbrennen (durch gastroösophagealen Reflux)
• chronischen Durchfall
• Schwächung des Afterschließmuskels (wirklich!)
• Akne, Ausschläge und gelbe Hauteinlagerungen (Xanthelasmen) unter den Augen
• Mundgeruch und unangenehmen Körpergeruch
• schlechtes Cholesterinprofil
• Reizdarmsyndrom
• Gallensteine

Brauchen Sie noch mehr?

Regel 14
Ein gutes Frühstück

Diesen Rat kennen Sie wahrscheinlich schon Ihr Leben lang und packen ihn in Kategorien wie »Iss dein Gemüse«, »Bring den Müll raus« oder »Schalt jetzt endlich den Fernseher aus und geh nach draußen«.

Also wird er ignoriert.

Und das ist nicht gut. Ich will Ihnen nicht vorschreiben zu frühstücken, weil es »gesund« ist. Ich sage, *ohne Frühstück können Sie nicht schlank werden und bleiben.*

Warum? Weil die Erfahrung es mich gelehrt hat. Alle meine Teilnehmer aus dem *Biggest Loser* haben eines gemeinsam: Sie lassen das Frühstück aus.

Wem das als Beweis nicht ausreicht, der sollte zumindest zur Kenntnis nehmen, dass sich in Untersuchungen immer wieder herausstellte, dass Teilnehmer, die das Frühstück übersprangen, im Laufe des Tages meist zu viele Kalorien verspeisten, und zwar ungesunde Kalorien. Drei Beispiele:

Die medizinische Hochschule der Universität Massachusetts meldet: »Frühstücksmuffel weisen 4,5-mal häufiger krankhaftes Übergewicht auf als Frühstücker. Das könnte daran liegen, dass jemand ohne Frühstück dazu neigt, diese Kalorien im Laufe des Tages durch weniger gesunde Alternativen auszugleichen, aber auch daran, dass das Frühstück den Stoffwechsel in Schwung bringt.«

Das Journal *Pediatrics* erklärt: »Wer frühstückt, nimmt häufig mehr Kalorien pro Tag zu sich und hat dennoch einen geringeren BMI als Gleichaltrige, die das Frühstück auslassen ... [wobei] zwischen der Frühstückshäufigkeit und dem BMI eine inverse Beziehung [bestand].« Mit anderen Worten: Je häufiger man das Frühstück auslässt, desto eher ist man übergewichtig.

Und im *European Journal of Neuroscience* war zu lesen: »Wenn das Frühstück ausfiel ..., erhöhte sich die Aktivierung [der Belohnungszentren im Gehirn], produzierte vermehrt Bilder von hoch kalorischen Lebensmitteln im Gegensatz zu niedrig kalorischen Lebensmitteln ... und verstärkte die Verlockung durch hoch kalorische Lebensmittel mehr als die durch niedrig kalorische Lebensmittel.« Mit anderen Worten: Wer auf das Frühstück verzichtet, bekommt später stärkeren Appetit auf ungesunde Lebensmittel als auf die gesunden. Das ist keine gute Idee.

Wann ist der beste Zeitpunkt zum Frühstücken? Ich halte es für optimal, innerhalb von einer Stunde nach dem Aufstehen und *nach einem großen Glas Wasser* zu frühstücken. Dafür kann ich nicht Unmengen Studien anführen, aber ich habe immerhin eine Menge Erfahrung als Personal Trainer für Menschen mit Gewichtsproblemen. Diese Umstellung fällt Diätkandidaten oft besonders schwer, denn sie neigen zu der Auffassung, dass sie umso schneller abnehmen, je seltener sie essen. Deshalb ist so eine Gewohnheit nicht leicht zu durchbrechen.

Tun Sie's trotzdem.

In Teil II biete ich einige leckere Frühstücksideen an. An dieser Stelle möchte ich nur auf drei Grundnahrungsmittel verweisen, die sich fürs Frühstück eignen.

Haferbrei: Neben all den positiven Wirkungen aufs Herz unterstützen Haferflocken auch den Gewichtsabbau. Sie gehören zu den Lebensmitteln aus der *Nurses' Health Study*, von denen bereits die Rede war. Bei gleicher Kalorienzufuhr nimmt man mit Haferflocken leichter ab als mit anderen Frühstückscerealien. Blutzucker und Insulin lassen sich besser kontrollieren, so dass der Hunger sich in Grenzen hält. Eine Portion Haferflocken enthält Ballaststoffe (vier Gramm), nur 21 Gramm Nettokohlenhydrate, praktisch kein Fett (wenn man es nicht aktiv hinzufügt) und lediglich 150 Kalorien. Ob Sie gewalzte Vollkornflocken wählen oder lösliche in Wasser aufkochen, spielt keine Rolle (solange kein Zucker dabei ist). In jedem Fall tun Sie sich einen großen Gefallen und werden richtig satt. Mit einer Handvoll Heidelbeeren, Himbeeren oder Brombeeren (Beeren sind ihr bester Freund!) und vielleicht ein wenig fettreduzierter Milch sind Sie bei 200 Kalorien. Das reicht nicht? Dann betrachten Sie Ihr Haferflockenmüsli oder den warmen Haferbrei als Vorspeise und gehen Sie zum nächsten Gang über.

Eier: Eier sind in der Vergangenheit in Verruf geraten, wurden inzwischen aber als wichtiger Bestandteil einer gesunden, gewichtsbewussten Ernährung rehabilitiert. Sie sind kalorienarm, proteinreich und kohlenhydratfrei. Ein Eiweiß enthält *kein* Fett und nur *20 Kalorien*. Mit einem Omelett aus fünf Eiweißen und einem Eigelb für Geschmack und Farbe (am besten ein Omega-3-Ei) verschaffen Sie sich eine Proteinbombe mit nur 140 Kalorien, die Sie mit jedwedem Gemüse – Pilze, Tomaten, Spinat – auf 200 Kalorien erweitern können. Dazu der Haferbrei, macht 350 Kalorien; mit einem Löffel Magerquark sind es 400. Kann ein Tag besser losgehen?

Griechischer Joghurt: für mich ein geradezu magisches Produkt, das sozusagen meiner Version der Lauchbrühe aus dem Bestseller *Warum französische Frauen nicht dick werden* entspricht. Allerdings stammt er aus Griechenland und ist weiß und lecker.

Wenn ich so darüber nachdenke, hat er keinerlei Ähnlichkeit mit Lauchbrühe – abgesehen vom Beitrag zum Abnehmen.

Ich mag griechischen Joghurt, den es mittlerweile in vielerlei Form gibt, aus mehreren Gründen. An erster Stelle steht natürlich der Geschmack. Joghurt lässt sich aber auch ungeheuer vielseitig verwenden, ob als Dessert (mit Früchten, Nüssen und so weiter), zum Frühstück (mit Beeren oder vor den Eiern, siehe oben), zum Mittagessen (mit Kräutern, Gewürzen oder Senf als Sauce zu Fisch und Fleisch) oder auch als Snack am Nachmittag. Griechischer Joghurt ist dicker als normaler Joghurt, deshalb hat man dieses großartige Gefühl, den ganzen Mund voll zu haben (wie bei Eis). Er enthält jede Menge gesunder Bakterien. Am wichtigsten jedoch dürfte sein, dass er das Sättigungsgefühl erhöht, und zwar deutlich mehr als beispielsweise Fruchtsaft oder Smoothies aus Früchten und Milchprodukten. Halten Sie Ausschau nach Naturjoghurt mit 3,5 Prozent Fettgehalt (auch als »türkischer Joghurt« auf dem Markt); denn griechischer Joghurt wird gegenwärtig vielfach mit einem sehr hohen Fettgehalt von acht bis zehn Prozent angeboten. Zum geschmacklichen Aufpeppen eignen sich Beeren und Nüsse, nicht etwa Honig – immerhin wollten wir den Süßhunger in den Griff bekommen.

Aufwachen und aktiv werden!

• Vorbereitet sein: Wenn Sie wissen, dass es morgens schnell gehen muss, sollten Sie ausreichend separate Proteine bereitstellen (Joghurt im Einzelbecher oder hart gekochte Eier), dazu eine Portion Getreide (Haferflocken) und Beeren in der Frischhaltedose. Auch für vielbeschäftigte Menschen gibt es keine Ausnahme.

• Früchte vorbereiten: Einen Apfel können Sie schon am Vorabend kleinschneiden und luftdicht verpackt im Kühlschrank aufheben.

• Proteine, Proteine, Proteine: Aufstehen und Eier oder Joghurt essen.

• Haferflocken, Haferflocken, Haferflocken: mit Wasser in die Mikrowelle schieben.

• Wasser, Wasser, Wasser: Schon am Vorabend ein Glas Wasser auf dem Nachttisch bereitstellen. Einfach machen!

Regel 15
Mindestens zehn Mal pro Woche selber kochen

Hand aufs Herz, wie oft stehen Sie selbst am Herd? Und wie oft essen Sie irgendwo unterwegs oder in der Kantine?

Das muss sich ändern. Sie müssen *kochen*.

Ich weiß, ich weiß. *Ist der Harper jetzt total verrückt? Schließlich habe ich jede Menge zu tun.*

Schade. Meine Methode ist anstrengend. Das habe ich von Anfang an gesagt. Auf die einfache Weise sind Sie da gelandet, wo Sie jetzt stehen. Wenn Sie Ihr Leben ändern wollen, nicht nur die Lebensweise, müssen Sie in Zukunft manches anders machen. Oder dick bleiben. Punktum.

Diese Regel kann ich nicht oft genug betonen. Ich esse so oft wie möglich zu Hause und koche dann auch selbst. Auch meine Show-Kandidaten kochen selbst. Und manche von ihnen hatten bis dahin ausschließlich auswärts gegessen. Was meine Kandidaten schaffen, schaffen Sie auch.

Mindestens zehn Mal pro Woche zu Hause zu kochen und zu essen (also einmal täglich und an manchen Tagen mehrmals) ist der nächste logische Schritt für alle, die kein Fast Food mehr essen (Gratulation!). Dazu brauchen Sie keine Profiküche, müssen keine Kochbücher wälzen und auch nicht jeden Abend Kochshows über sich ergehen lassen. Alles, was nötig ist, ist ein wenig Planung, die Bereitschaft, sich gewisse Grundkenntnisse anzueignen, und etwas Kreativität, damit das Essen Ihnen und Ihrer Familie auch wirklich schmeckt.

Schon gute Planung trägt viel zum Gewichtsverlust bei. Die Autoren eines Beitrags im Journal *Appetite* beobachteten mehrere Hundert Diätkandidaten. Diejenigen, die ihre Mahlzeiten planten, hatten eine doppelt so hohe Chance, wirklich Gewicht abzubauen. Verschiedene Untersuchungen der Universität Harvard bestätigen dieses Ergebnis.

Natürlich prallen dadurch in vielen Familien Welten aufeinander. »Ich hol mir unterwegs was« trifft auf »Um halb sieben steht das Essen auf dem Tisch«. Hier muss jeder selbst tragbare Kompromisse finden. Vielleicht können Sie gesunde, regelkonforme Mahlzeiten vorkochen und griffbereit im Kühlschrank lagern, so dass jeder zugreifen kann, wann er mag. Immerhin sind bestimmte Lebensmittel inzwischen gar nicht mehr im Haus, so dass der Vorrat an Chips, Softdrinks, Fertiglasagne und gezuckerten Frühstücksflocken nicht mehr aufgefüllt wird und irgendwann auch das Verlangen nach derartigen Produkten aufhört (wenn man sich streng an die Regeln hält). Sie könnten ja versuchen, eigene neue Regeln über die Zeitpunkte und die Teilnahme am gemeinsamen Essen aufzustellen. In jedem Fall geht es darum, mehr selbst gekochte Speisen zu verzehren, über die Sie die Kontrolle haben und denen Sie vertrauen können.

Warum die Franzosen *wirklich* nicht fett sind

Nehmen wir uns ein Beispiel an unseren lebensfrohen Nachbarn, den Franzosen, die Anfang des 20. Jahrhunderts das Dinieren neu erfunden haben. Dabei spreche ich keineswegs von vierstündigen Mahlzeiten, sondern eher von den Regeln für das tägliche Essen:

• Richten Sie keine großen Schüsseln oder Platten an. Wer die zweite Portion vor der Nase stehen hat, isst eher wie zu Weihnachten als wie bei Gandhis Geburtstag.
• Essen Sie nach Möglichkeit nicht alleine, also lieber mit dem Partner oder mit der Familie.
• Gegessen wird am Tisch. Und nur dort. Das gilt auch für Snacks. Auf der Couch können Sie fernsehen, lesen oder meditieren.
• Decken Sie den Tisch schön, zumindest mit einem Teller, Serviette, Gabel und Glas auf einem Platzset. Sie wollen *essen*, nicht Essen in sich hineinschlingen.
• Bei Tisch sind Ablenkungen verboten, insbesondere Fernsehen.

Anders einkaufen

Die erste Verhaltensänderung betrifft das Einkaufen. Im Grunde ist es ganz einfach. Schreiben Sie schon beim Erstellen des Einkaufszettels ein Fragezeichen an jedes Produkt, über das Sie nicht genügend wissen (Salzgehalt, Bio oder nicht und so weiter). Stecken Sie einen Stift ein, um Dinge abzustreichen oder etwas dazuzuschreiben. An der Fleisch- oder Fischtheke können Sie nach bestimmten Sorten Fleisch oder Fisch fragen und genau die Menge kaufen, die Sie benötigen. Fertig abgepackt enthalten die Schalen häufig zu große Mengen, die man nur kaufen sollte, wenn tatsächlich die ganze Familie mitisst. Das Fachpersonal wird in der Regel gern auf Ihre Wünsche eingehen und Sie gut beraten. Es ist *Ihr* Leben, also dürfen Sie selbst entscheiden, was Sie essen wollen.

Überprüfen Sie auch Ihre Marschroute. Stammen die meisten Produkte von den Außenseiten (wo Obst und Gemüse, Proteine und Ballaststoffe zu finden sind) oder aus den Gängen (wo eher Fertigprodukte lagern)? Gehen Sie »immer an der Wand lang«! Das ist vielleicht der beste Rat von demjenigen, den ich für unseren besten Fachmann in Sachen Lebensmittel halte, Michael Pollan. Auf diese Weise kaufen Sie nicht nur das Richtige, sondern signalisieren dem Management auch, dass vollwertigen, gesunden und unverarbeiteten Produkten ein höherer Stellenwert zukommen sollte.

Zubereitung und Lagerung

In Teil II stelle ich diverse Ideen vor, die Ihnen den Erfolg noch leichter machen. Vorläufig bitte ich nur um eines: Das, was am wenigsten Kalorien hat und am besten zu den Regeln passt, gehört im Kühlschrank und im Vorratsschrank auf Augenhöhe.

Danach bringen Sie die Küche auf Vordermann. Ist alles Nötige vorhanden? Sie brauchen: einen Mixer, einen Toaster, eine guten, großen Stieltopf, einen großen Topf zum Wasserkochen, eine große Bratpfanne, einige anständige Messer, mehrere Schneidbretter in verschiedenen Größen und einen Stabmixer. Auch ein Slow Cooker (kocht langsam bei niedriger Temperatur und ist ideal für schonendes Garen) ist eine lohnende Investition. Außerdem benötigen Sie wiederverschließbare Vorratsbeutel und -behälter in unterschiedlichen Größen, um Mahlzeiten und Snacks vorab portionsweise abzufüllen.

Sinnvoll ist ein gutes Handbuch zum Kalorien- und Nährwertgehalt gängiger Lebensmittel und Fertigprodukte. Benutzen Sie eine solche Tabelle regelmäßig und beachten Sie beim Lesen auch die Portionsgrößen.

Bei den haltbaren Vorräten sollten Sie stets alle Grundgewürze und getrockneten Kräuter im Haus haben und die Haltbarkeitsdaten beachten, damit die Aromen noch vorhanden sind. Am besten würzen Sie ohnehin mit frischen Kräutern, wann immer möglich. Die verstaubte Dose Knoblauchflocken können Sie wegwerfen; verwenden Sie lieber frische Zehen. Daneben gehören Olivenöl, Thunfisch, Dosentomaten, Kichererbsen, Hummus und salzarme Hühnerbrühe in den Schrank. Erdnussmus lässt sich im Internet auch in Portionspackungen bestellen. Auch ein paar Cräcker, Crispbrot oder Vollkornknäckebrot sollten Sie vorrätig haben.

An Getreide brauchen Sie Naturreis, wenn möglich auch Emmer oder Einkorn, dazu Quinoa, Linsen, Gerste und Haferflocken. Kaufen Sie auch gute Vollkornnudeln, aber prüfen Sie die Inhaltsstoffe – inzwischen wissen Sie, worauf Sie zu achten haben. Feines weißes Mehl und weißen Reis können Sie verschenken oder wegwerfen.

Was immer im Kühlschrank liegen sollte: ungesüßter griechischer oder türkischer Joghurt, am besten portionsweise abgepackt, Äpfel, Beeren, Hartkäse (125 Gramm Cheddar oder Schweizer Käse), Magerquark oder körniger Frischkäse, geriebener Parmesan, Ezekiel-Brot, ein Liter fettreduzierte Milch (0,1 oder 1,5 Prozent), dazu frische grüne Bohnen und Minigurken zum Knabbern. Zitronen sind hilfreich, weil ein Schuss Zitronensaft den Appetit auf Salz eindämmt und den Eigengeschmack der verschiedensten Lebensmittel unterstützt.

Softdrinks aus eigener Herstellung

Wenn Sie keine Lust haben, statt Limokästen nun Mineralwasser heranzuschleppen, können Sie auch einfach Leitungswasser aufsprudeln. Dafür eignen sich handelsübliche Trinkwassersprudler, wie zum Beispiel Soda-Club, Soda-Maxx, Soda-Stream oder Wasser-Maxx. Mit etwas frischem Zitronensaft ergibt sich auch ohne zuckrige Sirupzusätze ein erfrischendes Getränk.

Regel 16
Salziges beschränken

Ein Thema, das bei meinen Klienten und den Teilnehmern von *The Biggest Loser* immer wieder Fragen aufwirft, ist das Salz. Sie wollen unbedingt wissen, wie viel sie davon zu sich nehmen, und glauben, es zu brauchen. Dabei essen die meisten Menschen viel zu viel Salz. Laut Mayo Clinic sollte ein Mensch im Durchschnitt nicht mehr als 2300 Milligramm Natrium pro Tag zu sich nehmen; das wäre etwa ein Teelöffel. Wir Amerikaner essen im Durchschnitt 3400 Milligramm – meine Showkandidaten oft sogar 5000 bis 6000 Milligramm pro Tag! Die meisten von ihnen reagieren schockiert, sobald sie das erfahren, und ich wette, auch Sie wären überrascht, wie viel Kochsalz Sie Tag für Tag verspeisen.

Wenn man Aufschriften sieht wie »salzarm« oder »salzreduziert«, ist das zwar hilfreich, doch wer hält sich schon an die Portionsempfehlungen (*zwölf* Kartoffelchips?). Zudem wird Salz praktisch allen Industrieprodukten beigefügt, vom Apfelmus über Thunfisch und Tomatensauce bis hin zu Erdnussbutter. Der Salzanteil ist dabei gar nicht so leicht festzustellen. Wenn Sie eine Dose Möhren in den Einkaufswagen packen, wollen Sie etwas Richtiges tun. Schließlich ist Gemüse in der Dose. Wer jedoch genauer hinsieht, entdeckt darin 230 Milligramm Salz pro Portion (frische Möhren enthalten nur 40 Milligramm pro Portion).

In Bezug auf die Bekanntgabe des Salzgehalts zeigt sich die Lebensmittelindustrie von ihrer schlechtesten Seite. Zwischen all den bunten Angaben, die so winzig und verwirrend daherkommen, findet man sich nur schwer zurecht. Man macht es uns wirklich nicht leicht. Also ist jeder gefordert.

Zudem *braucht* der Körper tatsächlich Salz für sein chemisches Gleichgewicht, doch der individuelle Bedarf kann sehr unterschiedlich sein. Wenn ein Bewegungsmuffel aktiver wird, benötigt er mehr Salz, nicht weniger. Also kann man das Salz auch nicht einfach streichen.

Damit wird es kompliziert.

Aber nicht allzu sehr. Merken Sie sich einfach, dass Sie normalerweise höchstens 2000 Milligramm Salz pro Tag zu sich nehmen sollten. Daran sollten Sie denken, wann immer Sie zum Salzstreuer greifen oder Appetit auf etwas Salziges haben. Beschränken Sie sich auf diese Menge.

Wer übergewichtig oder adipös ist, muss seinen Salzkonsum aus zwei Gründen im Blick behalten. Der erste ist die Gesundheit: Zu viel Salz bringt den Flüssigkeitshaushalt durcheinander. Das führt zu einem erhöhten Blutvolumen und erschwert es dem Herzen, das Blut durch die Adern zu pumpen; somit erhöht es den Blutdruck. Alles, was zu stark unter Druck gerät, droht irgendwann zu platzen. Dann kommt es zu einem Schlaganfall oder zu einem Herzinfarkt, den führenden Ursachen für einen vorzeitigen Tod in den Industrienationen.

Natürlich gibt es auch weniger schwerwiegende Folgen, die ebenfalls unschön sind, beispielsweise geschwollene Fußgelenke, trockene Haut oder Tränensäcke unter den Augen. Flüssigkeitseinlagerungen können auch das Abnehmen hinauszögern und einen damit entmutigen. Das können Sie nicht gebrauchen.

Sobald Diätkandidaten ihren Salzkonsum im Griff haben, werden sie kreativ. Eine Teilnehmerin von *The Biggest Loser* schrieb in meinem Blog: »Früher habe ich alles gesalzen, weil meine Mutter das so machte ... Inzwischen schmecken mir Huhn oder Fisch auch mit Pfeffer, Basilikum und ein paar weiteren Kräutern sehr gut. Beim Kochen sorgen Zitronensaft und andere Zitrusfrüchte für mehr Aroma. Ich verwende jetzt ungesalzene Butter, weil ich das Salz lieber gezielt hinzufüge.«

Ich selbst achte beim Salz auf folgende Punkte:

- Nicht bei Tisch nachsalzen. Der Salzstreuer kommt gar nicht erst auf den Tisch, sonst greift man zu leicht gedankenlos zu. Wenn Sie wirklich finden, dass noch Salz fehlt, müssen Sie eben aufstehen. Das überlegt man sich vielleicht noch einmal.
- Bei der Überprüfung des Salzgehalts (falls angegeben) auch die Portionsgröße prüfen.
- Zitronen und Zitrusfrüchte betonen das Eigenaroma vieler Speisen.
- Wenn im Rezept ein Teelöffel Salz angegeben ist, können Sie es erst einmal mit einem halben Teelöffel oder weniger probieren. Nachsalzen geht immer. Entsalzen ist schwieriger.

Regel 17
Iss dein Gemüse!

Wir alle kennen diesen Spruch wohl schon, seit wir in der Lage waren, bei Tisch einen Tobsuchtsanfall zu bekommen.

Er hat nichts geholfen.

Es war wie eine Strafe. Gemüse war fad, breiig und erinnerte an Gefängnisfraß.

Und es roch komisch.

Erwachsene schienen ganz wild darauf zu sein, dass man es aß.

Und, ganz ehrlich: »Das ist gesund« reicht einfach nicht. Wir wissen, dass es gesund ist. Es ist uns aber *egal*.

Wenn ich Ihnen nun aber verrate, dass man satter ist, von sich aus weniger isst und abnimmt, wenn man sein Menü Tag für Tag um ein wenig appetitliches, knackiges und schnell zubereitetes Gemüse erweitert?

Bei mir funktioniert das, und bei meinen Teilnehmern ebenfalls. Ich habe es wieder und wieder beobachtet. Genau diejenigen, die anfangs wütend aufbegehren, dass Grünzeug nichts für sie ist, schicken mir später kreative Rezepte für ihr neues Lieblingsgemüse. Abnehmen schließt kulinarische Aha-Erlebnisse nämlich nicht aus.

Der Grund dafür ist zum Teil ganz einfach: Gemüse liefert jede Menge Ballaststoffe, die unseren Verdauungsapparat in Schwung halten. Außerdem besteht es weitgehend aus Wasser, hat wenig Zucker und wenig Kalorien.

Inzwischen gibt es auch Daten, wie stark sich diese Eigenschaften auswirken. Eine der führenden Ernährungsexpertinnen der Gegenwart, Barbara Rolls, beschäftigt sich seit beinahe 20 Jahren mit diesem Thema. Rolls' Hauptinteresse richtet sich auf fettleibige Kinder. Wie komplex die Zusammenhänge zwischen persönlichen Vorlieben und Gewicht sind, ist Rolls schon lange klar. Aufgrund ihrer Erfahrung fand sie etwas heraus, das zunächst merkwürdig klingt: Man muss den Körper austricksen, um weniger zu essen, und Gemüse könnte hierfür den Königsweg darstellen. Im Laufe der Jahre entdeckte Rolls Möglichkeiten, Kindern Gemüse ins Essen zu mogeln, so dass ihre Mahlzeiten kalorienärmer wurden. Sie reicherte beliebte Gerichte heimlich mit püriertem Gemüse an – und stellte fest, dass ihre Probanden dann den ganzen Tag weniger aßen.

Deshalb sollte Gemüsesuppe (keine Sorge, es ist ganz einfach, sie *superlecker* zuzubereiten!) künftig zu Ihren Favoriten zählen. Sie werden richtig Appetit darauf bekommen. Rolls konstatiert hierzu klipp und klar: »Wenn [15 Minuten vor dem Essen] eine Suppe verzehrt wurde, nahmen die Teilnehmer insgesamt 20 Prozent weniger Energie auf.«

Akzeptiert.

Diese Wirkung konnte Rolls auch für rohes Gemüse, Salate und püriertes Gemüse nachweisen.

Zu Beginn von Teil II finden Sie eine Liste für Gemüse, von dem Sie jederzeit essen können, so viel Sie wollen (siehe

Seite 140 f.). Zuvor jedoch möchte ich von zwei ausgesprochen vielseitigen Sorten sprechen, die auch noch besonders gut schmecken.

Die erste ist der **Grünkohl,** der zu Unrecht ein Schattendasein fristet. Bei Experten steht Grünkohl ganz oben, denn er liefert sehr viel Vitamin C und K, dazu Kalzium und Ballaststoffe. Wie bei seinem nahen Verwandten Brokkoli (siehe unten) fahnden Forscher auch bei Grünkohl intensiv danach, auf welche Weise er chronischen Entzündungen entgegenwirkt, den Hauptauslösern vieler heutiger Krankheiten sowie von Alterungsprozessen. Wissenschaftler der Johns-Hopkins-Universität konzentrieren sich dabei auf Grünkohl und Brokkoli, weil diese sehr viel Sulforaphan enthalten, ein Senföl. Ergebnisse der Universität Kalifornien/Los Angeles belegen, dass Sulforaphan eines Tages helfen könnte, die toxischen Auswirkungen von Smog auf das Atemwegssystem zu mindern.

Das klingt vielversprechend, aber was ist mit unserem Hauptanliegen, der Gewichtsreduktion? Grünkohl ist kein Zaubermittel, passt jedoch perfekt in das neue Essmuster. Eine Riesenportion Grünkohl birgt nur 50 Kalorien. Der Kohl ist schnell zubereitet und behält wie Spinat und diverse andere grüne Blattgemüse auch tiefgekühlt all seine Nährstoffe. Man kann ihn in der Pfanne schmoren, dämpfen oder in die Suppe geben. Das ist fast so wichtig wie der aromatische Geschmack. Nur mit den traditionell deftigen Zubereitungsformen Norddeutschlands mit reichlich Gänseschmalz und Speck sollten Sie Zurückhaltung üben. Wie diverse andere Gemüsesorten, die ich

Ihnen vorstellen werde, kann Grünkohl Ihre Ernährung abwechslungsreicher machen und Ihnen helfen, in eine neue Welt voller Schlankmacher einzutauchen, die zahllose Genüsse bereithält. So ersetzen Sie langsam aber sicher alles Ungesunde und Übersalzene.

Brokkoli in jeder Form ist mein persönliches Lieblingsgemüse für Diätkandidaten. Ich sage ausdrücklich »in jeder Form«, weil Brokkoli bei richtiger Zubereitung keineswegs nur verkochte, geschmacklose Röschen zu bieten hat.

Die passenden Rezepte liefere ich später. Vorläufig bitte ich Sie um zwei Dinge: Sehen Sie sich an großen Gemüsetheken oder auf dem Wochenmarkt einmal nach Wildbrokkoli um (auch bekannt als Rapini oder italienischer Spargel). Diese Alternative kochen Sie zu Hause zwei Minuten in einem großen Topf Wasser. Abgießen, mit etwas Zitronensaft und einem Esslöffel Olivenöl abschmecken und genießen.

Damit haben Sie bereits eine elementare neue Kochtechnik gemeistert, die Sie auf lange Sicht schlanker, fitter und glücklicher machen wird.

Suppenkasper?

Suppen spielten früher eine weitaus wichtigere Rolle in der Ernährung als heute; denn eine preisgünstige, nährstoffreiche Suppe war leicht gekocht und machte schön satt. Die Vorbereitung mit dem vielen Schnippeln war allerdings zeitaufwändig. Zudem lässt sich Suppe schlecht auf die Schnelle aus einer Hand vertilgen. Für Diätkandidaten ist eine Suppe ein wichtiger Baustein, um gut ernährt satt zu werden. Immer wieder stellte sich bei Untersuchungen heraus: Wer Suppe isst, bleibt länger satt und isst darum insgesamt weniger. Inzwischen gibt es auch ein breites Angebot an salzarmen Brühen, so dass die gesunde Zubereitung kein echtes Problem mehr darstellt. In Teil III bringe ich ein paar Grundrezepte. Tun Sie sich einen Gefallen und kochen Sie eine meiner Suppen nach. Ihnen werden im Handumdrehen eigene Varianten einfallen.

Regel 18
Ohne Essen ins Bett

Was ist daran eigentlich so schlimm? Die eine Erklärung basiert auf Untersuchungsergebnissen und Erfahrung, die andere auf Küchenlatein.

Rein körperlich weiß jeder, was passiert, wenn man nichts isst: Der Magen fühlt sich leer an, tut vielleicht ein bisschen weh und meldet Bedarf an. Dann steigt der Hunger auf Kohlenhydrate, mit denen es einem tatsächlich kurzfristig besser geht. Allerdings wissen Sie inzwischen, dass dieser positive Faktor sich rasch zum Hungermonster auswächst.

Lohnt es sich unter diesen Umständen, vor dem Schlafen nichts mehr zu sich zu nehmen? Absolut! Denn damit können Sie im Schlaf wie verrückt Fett verbrennen. Ohne Kohlenhydrate im Blut erzeugt der Körper die Hormone, die er für einen gesunden Schlaf benötigt. Und guter Schlaf geht mit anderen positiven Abläufen einher: Muskeln werden repariert, die Gehirnchemie gleicht sich aus, wir haben tagsüber mehr Energie. Man könnte Schlaf mit Fug und Recht als ultimative natürliche Wellnessanwendung bezeichnen. Nicht zufällig ist die Verbindung zwischen Schlaf und Übergewicht in der Wissenschaft aktuell ein großes Thema. Was uns zu Regel 19 führt (siehe Seite 122).

So überlisten Sie sich selbst

Es gibt verschiedene Möglichkeiten, sich für diese Regel den passenden Rahmen zu schaffen: Nehmen Sie die letzte Mahlzeit drei Stunden vor dem Schlafengehen ein. Ab 20 Uhr nichts mehr essen. Das Abendessen ist die letzte Mahlzeit des Tages. Entscheiden Sie selbst – Ihr Körper wird darauf reagieren. Wenn er länger als fünf Stunden ohne Nahrung ist, beginnt er, seine Fett- und Zuckerspeicher anzuzapfen. Wer um sieben Uhr zu Abend isst, verbrennt also ab Mitternacht Fett.

Womit man sich abends vom Essen ablenken kann

Für Männer:

- Noch einmal *Stirb langsam* sehen ... und noch einmal und noch einmal. *Stirb langsam* kann man nicht oft genug sehen.
- Die erste feste Freundin auf Facebook suchen und »anstupsen«.
- Das Handbuch zur neuen Kamera lesen. Ich bin sicher, dass Sie hinterher mehr können als draufhalten und knipsen.
- Im Internet nach Reiseangeboten für die nächste große Sause mit den Kumpels stöbern. In Erinnerungen an das letzte Mal schwelgen.
- Alle Kleider »aus meiner dicken Zeit« in einen Karton packen und draufschreiben: »Kleider für Dicke.«

Für Frauen:

- Mal wieder *Titanic* sehen. Taschentücher bereitlegen.
- Die beste Freundin aus der Schulzeit auf Facebook suchen und die Freundschaft wieder in Gang bringen.
- Die Anleitung Ihres neuen Smartphones lesen und feststellen, wie viel absolut coole Funktionen Sie bisher gar nicht kannten.
- Im Internet nach Reiseangeboten für das nächste Wochenende in Berlin, Paris oder Barcelona stöbern. In Erinnerungen an das letzte Mal schwelgen (siehe oben).
- Wie oben. Und für die Rückkehr vom Shoppingwochenende gleich einen neuen Kleiderschrank bestellen.

Wenn »ohne Essen ins Bett« sich zu hart anfühlt, können Sie klein anfangen. Im ersten Monat probieren Sie es einmal pro Woche. Nicht häufiger. Streichen Sie den Tag vorher im Kalender an und hängen Sie einen Zettel an den Kühlschrank, damit Sie an Folgendes denken, bevor Sie die Kühlschranktür öffnen:

1. Was will ich wirklich? Schlaf? Gesellschaft? Das Gefühl, dass alles wieder gut wird?
2. Morgen Abend darf ich wieder essen.

Belohnen Sie sich für Ihr Durchhalten. Versprechen Sie sich schon für das erste Mal eine Massage, einen Kinobesuch oder auch ein Paar neue Schuhe.

Regel 19
Schlaf gut

Niemand braucht ein Lehrbuch, um zu wissen, dass acht Stunden Nachtschlaf von Vorteil sind. Im Schlaf laufen Heilungsprozesse ab. Aus mühevollen Trainingsrunden werden im Schlaf allmählich neue Muskelzellen. Schlaf ermöglicht den überaktiven Synapsen im Gehirn, sich wieder mit Sauerstoff aufzuladen und zur Ruhe zu kommen. Deshalb ist man nach einem guten Schlaf frisch und munter.

Ich sehe Schlaf aber auch gern als einen weiteren Bestandteil unserer Regeln, der zum Abnehmen beiträgt. Er ist dabei so wichtig wie Eiweiß, Ballaststoffe, Vollkorn und Fett.

Leichter gesagt als getan.

Denn ob übergewichtig oder nicht: Je älter wir werden, desto schwieriger wird es mit dem Schlaf. Das liegt vor allem daran, dass der Körper die Produktion der Hormone einstellt, die für einen gesunden Schlaf erforderlich sind. Zusammen mit der Dauerstimulierung durch die moderne Lebensweise haben wir so das perfekte Rezept für Schlaflosigkeit. Laut Robert-Koch-Institut leiden »Umfragen zufolge (...) circa 25 Prozent der Erwachsenen unter Schlafstörungen, und über zehn Prozent erleben ihren Schlaf häufig oder dauerhaft als nicht erholsam«. Die Pharmaindustrie ist nach wie vor auf der Suche nach einem wirksamen Mittel dagegen. Schlaf scheint ebenso belastend wie wichtig zu sein. Auch ich kämpfe mit diesem Thema.

Übergewichtige und fettleibige Menschen haben andere Probleme mit dem Schlafen. Bei Fettleibigkeit droht meist irgendwann eine Apnoe: Das überschüssige Gewicht drückt die Luftzufuhr ab und führt zu lautem Schnarchen und Luftnot. Mit etwas Glück sind Sie dadurch tagsüber ständig müde; schlimmstenfalls stellt Schlafapnoe ein erhebliches Herzinfarktrisiko dar.

Je stärker der Schlaf beeinträchtigt ist, desto stärker leidet laut einer Studie der Universität Chicago am nächsten Tag die Selbstbeherrschung beim Essverhalten: »Veränderungen des Gleichgewichts zwischen Schlaf und wacher Zeit können sich auf Menge, Zusammensetzung und Häufigkeit der menschlichen Nahrungszufuhr auswirken und lassen vermuten, dass wenig Schlaf in modernen Gesellschaften das Problem exzessiver Energieaufnahme verschlimmern könnte.«

Denn zum Ausgleich nascht man tagsüber kalorienreiche Lebensmittel. Und wird dick.

Männer sollten besonders auf ihren Schlaf achten. Untersuchungen haben ergeben, dass Schlafmangel sie für kurzfristiges Naschen und Gewichtszunahme anfälliger macht als Frauen. Das ist ein Phänomen, welches die Frau meines Partnerautors als »die einzige ausgleichende Gerechtigkeit gegenüber Frauen auf Diät« bezeichnet. Finde ich auch.

So bekommen Sie Ihre Mütze Schlaf

Wie man den individuellen Schlaf verbessern kann, weiß letztlich niemand so genau. Dennoch möchte ich Ihnen verraten, was bei mir normalerweise hilft:

1. Nach 20 Uhr keinen Alkohol mehr trinken. Alkohol scheint zu beruhigen, so dass man den Eindruck hat, später leichter einzuschlafen. Jeder, der jemals noch viel zu spät zu viel getrunken hat, weiß aber, dass das ein Trugschluss ist. Alkohol ist nur eine Sonderform von Zucker, und Zucker destabilisiert den gedrosselten Stoffwechsel, den wir fürs Durchschlafen benötigen.

2. Ab 15 Uhr keinen Kaffee, Schwarztee oder andere Wachmacher. Denn Wachmacher … halten wach.

3. Besprechen Sie die Vor- und Nachteile von pflanzlichen oder verschreibungspflichtigen Arzneimitteln mit Ihrem Arzt. Ich will hier nicht klingen wie ein Fernsehspot, denn ich habe einerseits nichts dagegen, dass Sie alle verfügbaren Mittel ausschöpfen, um gut zu schlafen, möchte aber andererseits, dass es eine aktive Entscheidung bleibt. Machen Sie sich also schlau. Kompetenten Rat und zahlreiche Informationen für Patienten gibt beispielsweise die Deutsche Gesellschaft für Schlafmedizin (www.charite.de/dgsm/dgsm/).

4. Wenn Sie unbedingt noch etwas zu essen brauchen, wählen Sie Gemüse und ballaststoffreiche Früchte. Oder trinken Sie Kamillentee oder Baldriantee.

5. Lassen Sie es sich noch einmal gut gehen und nehmen Sie ein Entspannungsbad. Lassen Sie den Wecker zum Einschlafen Naturgeräusche abspielen – einen murmelnden Bach oder Wind, der durch die Blätter streicht. Geben Sie auf beide Schläfen ein wenig Lavendelöl.

6. Kein Fernsehen oder sonstige Unterhaltungselektronik im Schlafzimmer. Das Schlafzimmer ist für genau zwei Aktivitäten da, und nur für diese. Eine davon ist Schlafen.

7. Bereiten Sie Ihren Körper auf den Schlaf vor: Lernen Sie eine Meditationstechnik, oder machen Sie einige einfache, beruhigende Yoga-Übungen. Gute Nacht!

Regel 20
Einmal pro Woche geplanter Genuss

»Mir gefällt die Vorstellung, frei entscheiden zu dürfen und auch mal genussvoll ›das Falsche‹ zu essen. So bin ich noch stolzer auf mich, wenn ich eine gute Wahl treffe und an der nächsten Verlockung vorbeigehe.«

TBL-Fan, San Antonio

»Ich bin ein großer Anhänger der wöchentlichen Ausnahme. Diese Möglichkeit hilft mir, die Woche über durchzuhalten, und hat dazu beigetragen, dass ich mein Ernährungsprogramm wirklich als Lebensumstellung betrachte anstatt als (vorübergehende) Diät. Sie hilft auch gegen die Tendenz, mich vollzustopfen, gegen die ich seit Jahren ankämpfe. Bei mir funktioniert das gut. Ich habe schon zehn Kilo abgenommen, esse nicht mehr gedankenlos vor mich hin und habe meine Gelüste im Griff.«

TBL-Fan, Los Angeles

»Der Ausnahmetag oder die Ausnahmemahlzeit wird vorher festgesetzt und hat natürlich auch Grenzen. Man geht nicht hin, stopft sich voll und macht damit die Arbeit der ganzen Woche zunichte. Es geht vielmehr darum, wenigstens einmal essen zu dürfen, wonach es einen verlangt (zum Beispiel Spaghetti). Dabei hält man sich weiterhin an angemessene Mengen (also keine drei Big Macs!). Auch ein Dessert ist erlaubt (auch hier: Die Menge macht's!). Manche Menschen kommen damit besser zurecht, andere nicht.«

TBL-Fan, Houston

Als ich diese Regel eingeführt habe, habe ich zunächst einmal Prügel bezogen! Es hieß, ich würde schlechte Gewohnheiten gutheißen, die der alten Völlerei Tür und Tor öffnen.

Da zur Frage der erlaubten Ausnahme oder »Mogelmahlzeit« höchst unterschiedliche Vorstellungen kursierten, musste ich einige realistische Beispiele geben. Die meisten Diätkandidaten haben das erstaunlicherweise verstanden. Wer sich bereits an die Regeln hält, hat also den Durchblick.

Insgesamt geht es um einen zentralen Begriff: Planung.

Im Gegensatz zu unkontrollierten Fressattacken sind Ausnahmen *Teil der Diät*. Was man selber plant, hat man auch unter Kontrolle. Der Vorteil daran ist, dass man hinterher nicht das Gefühl hat, versagt zu haben. Damit wird der Zyklus von Überessen–Schuldgefühle–Diät–Überessen durchbrochen.

Auch für die Ausnahmen gibt es klare Vorgaben:

* Den ersten geplanten Genuss gibt es erst, wenn man sich zwei Wochen an die Regeln gehalten hat.
* Es geht um *eine* Mahlzeit pro Woche, also Frühstück, Mittag- oder Abendessen, nicht um einen ganzen Tag Ausnahmezustand.

- Schreiben Sie vor dem Essen die Kalorienzahl auf.
- Flüssige Kalorien, abgesehen von Rotwein, scheiden weiterhin aus. Ich möchte, dass Sie sich daran gewöhnen, beim Essen nichts Süßes zu trinken.
- Entscheiden Sie selbst: Kalorienbombe *oder* eine große Portion. Wollen Sie also lieber etwas »Verbotenes« (abgesehen von Fast Food-Menüs) oder eine größere Portion oder etwas von beidem? Überlegen Sie, was Ihnen wichtig ist, und schreiben Sie das auf Ihren Speiseplan. Es verrät Ihnen eine Menge darüber, was Sie wirklich wollen, wenn Sie das Gefühl haben, *zu wenig* zu bekommen.
- Frühstück und Mittagessen eignen sich am besten für die Ausnahme. Abends sollten Sie vor 19 Uhr essen (beim Restaurantbesuch also den Tisch auf 18 Uhr bestellen).
- Vor dem Essen ein großes Glas Wasser trinken. Im Restaurant nur Wasser bestellen und das Brot gar nicht erst bringen lassen.
- Viele Restaurants veröffentlichen ihre Speisekarte auf ihrer Homepage. Überlegen Sie schon zu Hause, was Sie später essen könnten (Planung ist alles!).
- Im Fast Food-Imbiss werden die Portionen leicht zu groß. Essen Sie etwas »Richtiges«. Grillen Sie mit Freunden. Testen Sie ein neues Rezept. Sie ändern gerade Ihr Leben, also dürfen Sie ruhig etwas Neues ausprobieren.
- Essen Sie in netter Gesellschaft.

Teil II

Das gibt es alles bei Skinny!

So, jetzt kennen Sie die Grundregeln zum Gewichtsabbau, auf die man sich immer verlassen kann.

Deshalb wissen Sie auch, was Sie sagen, wenn die Kollegen nach der Arbeit zum Chinesen abmarschieren. Beim Chinesen gibt es in der Regel schüsselweise polierten Reis. Da es nicht Ihr Ausnahmetag ist: Finger weg! Regel 4!

Und wenn Sie sich einreden wollen, dass Sie es eilig haben und sich lieber in der Frühstückspause etwas besorgen: Regel 14. Dann essen Sie nicht nur eine nahrhafte Kleinigkeit, bevor Sie aus dem Haus flitzen, sondern stellen in Zukunft auch den Wecker auf etwas früher.

Im Zweifelsfall also immer an die Regel halten. Das mag sich anfangs wie ein enges Korsett anfühlen, doch diese Sichtweise lässt nach einigen Wochen nach, versprochen. Dann sind die Regeln längst Gewohnheiten und zur zweiten Natur geworden, die man nicht mehr hinterfragt. Auch das kann ich Ihnen versprechen. Meine Regeln haben weder meine Teilnehmer noch meine Klienten je im Stich gelassen und lassen auch *Sie* nicht im Stich.

In den meisten Diätbüchern kommt jetzt der Teil, in dem die Autoren erklären: »Aber keine Sorge! Sie bekommen reichlich Abwechslung und brauchen nicht Tag für Tag dasselbe zu essen. Werfen Sie doch nur einen Blick auf unser Omega-3-Limettenparfait!«

Tja. Hier kommt die traurige Wahrheit: Abnehmen (und schlank bleiben) ist kein Zuckerschlecken. Warum? Weil sich – insbesondere zu Anfang – bestimmte *knallharte innere Überzeugungen zum Essen* herauskristallisieren müssen. Gewohnheiten eben. Und das geht nicht, wenn man sich damit beschäftigt, wie man dieses verführerische Omega-3-Limettenparfait zaubert. Später vielleicht, wenn Sie dünner geworden sind und neben mehr Selbstdisziplin auch mehr Selbstvertrauen haben. Aber vorläufig werden Sie genauso essen wie ich.

Es geht immer um Ihr neues Leben – und das fängt mit einer echten Umstellung an.

Skinny! besteht aus fünf einfachen Teilen: ein kurzes Kapitel dazu, wie Sie sich gezielt auf die nächsten vier Wochen vorbereiten. Und dann die Speisepläne für vier Wochen. Lesen Sie also zuerst den nachfolgenden Abschnitt *Ihr Erfolgsrezept* (siehe Seite 137). Dort finden Sie Listen mit Dingen, die immer im Haus sein sollten, Lebensmitteln, die im Kühlschrank auf Augenhöhe liegen sollten, und so weiter. Diesen Teil bitte nicht überspringen.

Die vier Wochenpläne führen Sie durch die erste entscheidende Phase, und wahrscheinlich finden Sie sie furchtbar karg. In den ersten zwei Wochen sind sie das auch. Aber wie ich immer wieder betone, habe ich durchaus ein Herz. Gehen Sie mit Zwischenschritten vor, wenn die Umstellung Ihnen zu schwerfällt. Und achten Sie darauf, wie die Pläne sich verändern. Ganz allmählich kommen Erleichterungen, und je weiter Sie voranschreiten, desto vielseitiger und reichlicher dürfen Sie essen. Nur Mut! Diese vier Wochen sind der Einstieg in Ihr schlankeres Leben. Ich gehe davon aus, dass Sie in dieser Phase I so viel abnehmen und sich so wohlfühlen, dass Sie sich anschließend von selbst weiter an die Regeln halten (die Ihnen bis dahin in Fleisch und Blut übergegangen sind), aber viel weniger an die Hand genommen werden müssen.

Noch ein paar Worte zu den Speiseplänen:

Erstens folgen die Vorschläge für jede Mahlzeit demselben Schema: Es gibt immer eine Proteinquelle (manchmal auch pflanzliche Proteine – Regel 12!), immer Gemüse, häufig Obst und auch Kohlenhydrate (außer abends, denn wir wollen doch, dass Sie ein wenig hungrig zu Bett gehen – Regel 18). Damit bekommen Sie alles, was ich in den Regeln beschrieben habe, also genügend Proteine und Ballaststoffe, jede Menge wohltuender Nährstoffe und eine bescheidene Portion gesunder, langkettiger Kohlenhydrate als Energieschub.

Zweitens brauchen Sie sich nicht exakt an diese Vorgaben zu halten. Innerhalb einer Woche dürfen Sie die Menüs gern austauschen und anpassen oder auf Wunsch durch ein Rezept der Vorwoche ersetzen, das Ihnen gut geschmeckt hat. Nur vorblättern und Rezepte aus Woche 3 oder 4 in die ersten beiden Wochen übernehmen dürfen Sie nicht.

Drittens werden Sie sehen, dass ich für Männer und Frauen unterschiedliche Empfehlungen bringe. In Bezug auf Joghurt, Beeren, Hummus oder Nüsse sind die Mengen klar ersichtlich. Bei den Rezepten jedoch müssen Sie selbst ermitteln, wie groß die Portion auszufallen hat. Und das ist geschlechtsspezifisch. Männer brauchen täglich rund 2000

Kilokalorien. Frauen sollten etwa 1200 anpeilen. Das ist keine Diskriminierung, sondern eine Frage der Natur. Männer brauchen eben mehr Kalorien. Das mag unfair klingen, aber so ist das Leben. Also weiter.

Viertens dürfen Sie, wenn nicht anders angegeben, beim Gemüse nach Herzenslust zugreifen, sofern es roh ist oder regelkonform zubereitet wurde (dünsten, kochen, backen oder als Pfannengericht mit nur etwas Sprühöl). Damit können Sie sich den Bauch vollschlagen! Doch ich wiederhole: Frittiertes, in Teig gebackenes oder in Butter geschmortes Gemüse ist VERBOTEN.

Fünftens sollte Ihnen stets bewusst sein: Auch wenn sich jetzt alles wie ein Riesenberg Vorschriften anhört, werden Sie diese bald wie im Schlaf beherrschen. Ich brauche Ihnen nicht mehr zu sagen, dass man am besten kurz nach dem Essen einkaufen geht, wenn man keinerlei Hunger hat. Oder was im Kühlschrank sofort ins Auge fallen sollte. Und ich brauche nicht mehr ständig zu sagen: »Mach dies« oder »Mach das«.

Bis dahin allerdings tun Sie sich einen Gefallen, wenn Sie einfach auf mich hören.

Das Leben ist ungerecht: Warum Abnehmen Frauen schwerer fällt als Männern

Meine Vorgaben gestatten Männern 2000 Kalorien am Tag. Frauen bekommen 700 Kalorien weniger. Ist das nicht ungerecht? Nein, das ist reine Biologie. Frauen haben einen geringeren Energiebedarf.

Selbst bei geringerer Kalorienzufuhr fällt Frauen das Abnehmen schwerer. Das heißt nicht, dass sie keine Chance haben. Aber sie sollten sich gewisser Fakten bewusst sein. Eine Ernährungsberaterin aus *The Biggest Loser,* Cheryl Forberg, kann das sehr gut erklären, und weil sie als Frau das sicher weitaus treffender vermitteln kann, überlasse ich hier ihr das Wort:

Frauen neigen häufiger zu »emotionalem Essverhalten«: 2009 demonstrierte das Brookhaven National Laboratory anhand von Hirnanalysen, wie wir die Gehirnreaktion auf Lieblingsgerichte steuern können. Männern gelang diese Steuerung leichter. Das könnte eine Erklärung sein, warum der Abbau von Übergewicht Frauen meist schwerer fällt.

Männer sind möglicherweise wettbewerbsorientierter als Frauen: Untersuchungen haben ergeben, dass Männer besser abschnitten, wenn für jedes verlorene Pfund Geld winkte. Interessanterweise gewinnen Männer auch häufiger beim *Biggest Loser* (bisher waren 70 Prozent der Sieger männlich).

Männer haben mehr Muskelmasse: Männer haben in der Regel mehr Muskeln als Frauen, und wie wir wissen, verbrennen Muskelzellen mehr Kalorien als Fettzellen. Mehr Muskelgewebe bedeutet also einen aktiveren Stoffwechsel. Studien zufolge ist der Stoffwechsel von Männern tatsächlich drei bis zehn Prozent aktiver als bei gleichgewichtigen und gleichaltrigen Frauen.

Die Rolle der weiblichen Hormone: Weibliche Geschlechtshormone wie das Östrogen regen den Stoffwechsel zur Fetteinlagerung an.

Ihr Erfolgsrezept

Wenn Sie anschließend die Tages- und Wochenpläne durchgehen (und bisher gut aufgepasst haben), werden Sie feststellen, dass mein Programm aus vier Hauptnahrungsgruppen besteht: Proteine, Gemüse, Obst und Vollkorn. Bevor Sie sich nun auf das gute Essen stürzen, sollten Sie sich über diese vier Gruppen noch einmal genauer informieren, denn die entsprechenden Regeln enthalten nur einen kurzen Überblick.

Außerdem spreche ich bestimmte Punkte an, mit denen Sie sich jede Woche auf Erfolg polen können. Nehmen Sie sich etwas Zeit für die Planung, was Sie essen wollen (und was demnach in den Kühlschrank gehört). So gewährleisten Sie am besten, dass Sie auch wirklich das Richtige essen.

So werden Sie Protein-Profi

Wie in Regel 3 erklärt, ist eine bessere Eiweißversorgung fürs Abnehmen von größter Bedeutung. Das klingt doch gut – ich fordere Sie auf, *mehr* davon zu essen!

Was jedoch in der Theorie ganz einfach klingt, bedarf trotzdem einiger Vorbereitung. Um diese simple Regel zu befolgen, müssen Sie etwas Zeit und Energie investieren.

Bereiten Sie Ihre Wochenration Proteine *immer* am Wochenende vorher zu, zum Beispiel jeden Samstag- oder Sonntagabend:

- Mindestens zwölf Eier hart kochen und griffbereit im Kühlschrank lagern. Da jedenfalls stehen meine Eier. Wann immer ich richtig Hunger habe, kann ich schnell eines pellen und das Eiweiß essen (manchmal auch das Eigelb).
- Naturbelassenes Nussmus (Erdnuss- oder Mandelmus) im Kühlschrank hinter etwas Größerem aufbewahren, damit das Glas nicht sofort auffällt. In den kommenden vier Wochen sollten Sie erst andere Dinge sehen. Wann immer Sie etwas Nussmus naschen, landet das Glas wieder ganz hinten, damit Sie nicht in Versuchung kommen.
- In den Gefrierschrank gehören sechs Fischfilets (je 180 bis 240 Gramm, einzeln verpackt).
- 400 bis 500 Gramm Putenfrikadellen (Rezept siehe Seite 208 vorbereiten und im Kühlschrank lagern. Davon werden Sie reichlich essen.
- Vier Hähnchenbrüste ohne Haut garen (siehe Seite 207, würfeln oder in Streifen schneiden und kalt stellen. Das ist eine gute Salatbeilage.
- Türkischen oder griechischen Naturjoghurt in sieben 150-Gramm-Portionen abfüllen.
- Eine Schale Kichererbsenmus zubereiten (Hummus, siehe Seite 211).

Die folgenden Dinge sind gut haltbar, so dass man sich gleich zu Beginn einen Monatsvorrat zulegen kann:

- Dosenthunfisch (im eigenen Saft), am besten mit leicht abhebbarem Deckel.
- Weiße, schwarze oder Kidneybohnen sowie Kichererbsen aus der Dose (wenn möglich die salzarme Variante).
- Getrocknete Linsen. Linsen sind mitunter auch vorgegart oder vakuumverpackt im Kühlregal oder bei den gekühlten Salaten erhältlich. Im Kühlschrank halten sie wochenlang und sparen Kochzeit. Wer keinen kalten Salat möchte, kann sie einfach aufwärmen.

> Kaufen Sie auch frische Kräuter. Petersilie, Basilikum oder Minze können diverse Gerichte sehr angenehm abrunden. Kräuter nicht vorab hacken, sondern erst unmittelbar vor dem Verzehr. So bleibt das volle Aroma erhalten.

Mein Gemüse und ich

Ich wette, Sie kennen Gemüse eher in frittierter, zerkochter, versalzener und insgesamt abschreckender Form. Das werden wir ändern, und zwar sofort.

Warum Sie mehr Gemüse zu sich nehmen sollten, habe ich in Regel 17 erklärt. An dieser Stelle beschäftigen wir uns mit Kauf und Zubereitung von Gemüse. Das sind sozusagen die »Gemüseregeln«.

- Keine falsche Sparsamkeit. Für hochwertigen, frischen oder tiefgekühlten Spinat kann man ruhig etwas mehr bezahlen, denn er schmeckt einfach besser.
- Im Zweifelsfall lieber Bioware nehmen. Bei welchen Obst- und Gemüsesorten ich das besonders empfehle, steht am Ende von Regel 6 (siehe Seite 66).
- Abenteuerlust: Probieren Sie neue Gemüsesorten. Sie werden staunen, was es so alles gibt. Das Ausprobieren macht Spaß (mir auch). Nachfolgend finden Sie eine Liste mit Gemüse, von dem Sie essen dürfen, so viel Sie wollen ... und eine Aufzählung der Sorten, bei denen Sie sich eher zurückhalten sollten.
- Gemüse gehört im Kühlschrank ins Gemüsefach. Ausnahmen sind Tomaten, Paprika, Süßkartoffeln, Zucchini und Zwiebeln. Sie machen sich appetitlich in einer großen Schale und schmecken zimmerwarm einfach besser.

Davon dürfen Sie jederzeit essen, so viel Sie mögen

Artischocken	Minigurken
Auberginen	Pilze
Blumenkohl	Radieschen
Brokkoli	Rosenkohl
Chinakohl	Rotkohl
Daikon-Rettich	Rucola
Feldsalat	Salatgurken
Fenchel	Senfblätter
Gemüsepaprika	Spargel
Grüne Bohnen	Spinat
Grünkohl	Stängelkohl

Kohlrabi	Tomaten
Kopfsalat	Weißkohl
Kresse	Wildbrokkoli
Lauch	Zucchini
Mangold	Zwiebeln

Maximal eine Handvoll und nur bis 14 Uhr:

Gartenkürbis	Rote Bete
Hokkaidokürbis	Speiserüben
Mairübchen	Süßkartoffeln
Möhren	Yams

Ein paar Handgriffe an der Gemüsefront können Sie schon am Wochenende erledigen, um jeden Tag Gemüse parat zu haben:

- Einen Teller Minigurken im Kühlschrank auf Augenhöhe stellen. Weniger Aufwand geht nicht.
- Füllen Sie Ihre Lieblingsmischung aus Salat und grünem Blattgemüse in sieben große Beutel ab und lagern Sie die Beutel fest verschlossen im Kühlschrank. Danach gibt es keine Ausrede mehr: Bis auf das Dressing ist der Salat schon fertig.

Am Wochenende können Sie außerdem Gemüse vorkochen oder neue Gartechniken ausprobieren:

- Gemüse backen. Ein paar Anregungen finden Sie im Rezeptteil (siehe Seite 215 bis 220). Das ist eine einfache, schmackhafte Zubereitungsmethode, die zudem kaum Abwasch erzeugt. Gemüse, das am Wochenende gebacken wurde, schmeckt sowohl kalt als auch warm die ganze Woche. Würfeln Sie drei oder vier kleine Süßkartoffeln. Luftdicht verpackt bleiben sie im Kühlschrank frisch und brauchen dann nur noch schnell im Ofen vor sich hin zu backen.

- Sie können Gemüse auch in der Pfanne backen. Zu meinen Favoriten zählen grüne Röstbohnen. Dazu einfach von den Bohnen die Spitzen abschneiden, halbieren, in einer Lage in eine heiße Pfanne mit dickem Boden geben und etwa acht Minuten anrösten. Gelegentlich wenden. Danach sind die Bohnen kross angebraten und brauchen nur noch ein wenig Dressing.

- Gedämpftes Gemüse ist ebenfalls mit einem leichten Dressing schnell angerichtet. Nur bissfest garen! Im Zweifelsfall lieber etwas früher herausnehmen.

Vorbereitung ist alles

Neulich Abend kam ich spät nach Hause. Ich war müde und hungrig – eine gefährliche Kombination. Meine Geheimwaffe gegen unkontrolliertes Essen? Vorbereitung. Im Kühlschrank lag eine große Tüte mit verzehrfertigen Salatzutaten bereit, die ich nur noch auf einem Teller anrichten und mit meinem Lieblingsdressing anmachen musste. Darüber kamen ein paar Hähnchenstreifen, die ich am Wochenende vorgegart hatte, und dann ein Haufen vorgeschnippeltes Gemüse von der langen Liste: Gurken, Paprika, Tomaten und rote Zwiebeln. So dauerte die Zubereitung nur wenige Minuten, und mehr Geduld habe nach solchen Tagen nicht einmal ich!

Mit vorbereitetem Gemüse in Frischhaltebeuteln und fertigen Proteinen ist der Erfolg vorprogrammiert. Scheuen Sie sich nicht, bei solchen Mahlzeiten auch einmal ein exotisches Gemüse auszuprobieren. Betrachten Sie die Suche nach neuen Kombinationen als kulinarische Abenteuerreise.

Frische Früchtchen

Sie werden feststellen, dass in den ersten Diätwochen wenig Obst auf dem Plan steht. Das liegt daran, dass Früchte zwar viele Ballaststoffe enthalten (besonders Äpfel und Beeren), aber auch überaus süß sein können. Fürs Erste ist es wichtiger, das Geschmacksmuster »süß« zu durchbrechen.

Aber ich kann auch nett sein. Essen Sie also ruhig Obst. Nur Fruchtsaft ist verboten. Schließlich wollten wir Kalorien nicht mehr trinken – und selbst reiner Saft ohne Zuckerzusatz enthält lange nicht so viele Ballaststoffe wie die Frucht selbst.

Auch Trockenfrüchte wie Rosinen und getrocknete Cranberrys, Kirschen, Aprikosen, Mangos und was weiß ich alles sind im Grund kleine Zuckerbomben. Also: Finger weg!

Eine Weintraube und eine Rosine haben gleich viel Kalorien (3,5 pro Stück), doch aufgrund des Wassergehalts hat eine Handvoll Trauben 30 Kalorien, die Handvoll Rosinen hingegen 200. Diesem Dilemma entrinnen Sie am leichtesten, wenn Sie nur frische Früchte essen.

Meine Lieblingsfrüchte

Heidelbeeren
Wer gut aufgepasst hat, weiß, dass ich täglichen Beerenverzehr empfehle (Regel 6). Heidelbeeren sind sehr zu empfehlen. 160 Gramm enthalten 3,6 Gramm Ballaststoffe. Ich habe immer eine oder zwei Schalen zur Hand und mindestens eine auf Augenhöhe im Kühlschrank. Möglichst aus Bioanbau.

Äpfel
Regel 6 empfiehlt auch einen Apfel am Tag, was zugleich zum Tagesziel von Regel 5 beiträgt. Ein mittelgroßer Apfel liefert drei Gramm Ballaststoffe. Frische Äpfel sollten immer auf dem Tisch stehen, damit man gar nicht erst an den Kühlschrank gehen muss. Ein Apfel entspricht einer Portion. Auf Wochenmärkten, ab Hof oder im Supermarkt gibt es immer wieder halb vergessene ungewohnte Sorten, die man ruhig probieren sollte. Bioäpfel sind durchaus empfehlenswert, aber kein Muss.

Erdbeeren

Schon 150 Gramm Erdbeeren enthalten 2,9 Gramm Ballaststoffe. Frische, reife Früchte in der Saison kommen ohne Zucker aus. Experimentieren Sie ansonsten mit kalorienarmen Methoden für mehr Geschmack: etwas Balsamico-Essig, frisch gemahlener Pfeffer oder ein Spritzer Zitronensaft. Bio? Ja.

Avocados

Eine mittelgroße Avocado kommt mit 13,2 Gramm Ballaststoffen daher. Das ist schon mehr als die Hälfte der Menge, die ich pro Tag empfehle. Essen Sie aber nicht gleich die ganze Avocado – ein Viertel pro Tag ist vollkommen ausreichend und trägt ebenfalls zur Ballaststoffversorgung bei. Für mehr Geschmack gibt es Zitronensaft. Am Verwöhntag können Sie die Kernhöhle mit Balsamico ausstreichen. Bioware ist nicht unbedingt nötig.

Bananen

Eine mittelgroße Banane enthält 3,1 Gramm Ballaststoffe (zwölf Prozent meiner Tagesempfehlung). Sie dürfen sich pro Tag eine kleine Banane oder eine halbe große genehmigen. Auf Wunsch auch Bio.

Getreide: keine Kompromisse

Getreide – ob in Form von Frühstückscerealien, Nudeln, Brötchen oder weißem Reis – war bisher nicht gerade Ihr bester Freund. Zumindest nicht der Ihrer Taille. Woran das liegt, haben wir in Regel 4 geklärt. Seitdem essen Sie keinerlei ausgemahlenes Getreide mehr. Stimmt's? Das ist ein echter Fortschritt, aber jetzt bekommen Sie neue Getreidesorten, die durchaus den Regeln entsprechen.

Hier kommen die letzten Anweisungen für die wöchentlichen Vorbereitungen. Danach stelle ich die Tages- und Wochenpläne vor.

- Naturreispäckchen für die Mikrowelle kaufen (ein 250-Gramm-Päckchen ergibt *drei* Portionen). Dass auch Naturreis nur eingeschränkt empfehlenswert ist, habe ich in Regel 4 erläutert (besser als polierter Reis, aber keineswegs optimal). Daher wissen Sie, dass ich Reis nicht täglich empfehle. *Wenn* Sie Reis essen, dann wenigstens nicht zu viel: 75 Gramm gekochter Reis enthalten wohlschmeckende 120 Kalorien, kein Fett und zwei Gramm Ballaststoffe.
- Vollkornnudeln kaufen. Die Grundregel für die Portionierung kennen Sie bereits: 60 Gramm Trockengewicht, das sind so viele Spaghetti, wie durch einen 20-Millimeter-Ring passen. Auch Pasta können Sie vorkochen: einfach eine Minute früher abgießen, als auf der Packung angegeben, kalt abspülen und portionsweise in wieder verschließbare Beutel füllen. Die fehlende Minute machen Sie wieder gut, wenn Sie die Nudeln später erhitzen.

Portionsgrößen für Nudeln

Form	ungekocht	gekocht
Hörnchen	125 ml	250 ml
Penne	180 ml	250 ml
Lasagneblätter	2,5 Stück	2,5 Stück
Spaghetti	60 Gramm	320 ml
Glasnudeln	320 ml	320 ml

- Kaufen Sie ein oder zwei Päckchen Einkorn oder Emmer. Dieses Vollkorngetreide wird in Italien seit je verwendet und lässt sich wie Reis zubereiten. Kaufen Sie am besten die Variante parboiled. Dieses Getreide ist zwar kostspielig, seinen Preis aber unbedingt wert. Vorkochen und in Portionen zu 40 Gramm (120 Kalorien) abpacken.

- Gerstengraupen (Rollgerste) kaufen. Das klingt ein bisschen altmodisch, aber Graupen sind zu Unrecht aus der Mode gekommen. Dabei sind sie preisgünstig und ausgesprochen schmackhaft. Achten Sie auf die Garzeit oder wählen Sie parboiled Gerste. Vorab zubereiten und portionsweise abfüllen (eine Portion = 40 Gramm).

- Quinoa besorgen. Spitzenköche wissen Quinoa wegen ihres nussigen Aromas längst zu schätzen. Sie ist leicht zuzubereiten: waschen, gründlich spülen, dann nach Packungsanweisung etwa 20 Minuten in Wasser kochen und zum Schluss erneut abspülen. 40 Gramm sind eine Portion. Kochen Sie nicht zu viel vor, denn Quinoa wird nach etwa 24 Stunden breiig.

Weitere Tipps zur Getreidezubereitung:

- Gemüse nach Wahl in etwa fingerdicke Würfel schneiden und beim Neuerhitzen unter das Getreide mischen. So haben Sie das Gefühl, viel mehr zu bekommen (in Bezug auf das Volumen), und erhalten zugleich wichtige Nährstoffe.
- Verschiedene (salzarme) Fertigbrühen besorgen, beispielsweise Hühnerbrühe, wenn möglich sogar aus der Dose. Etwas Brühe erwärmen, ein paar Gemüsewürfel und eine Portion vorgegartes Getreide nach Wunsch zugeben, fertig! Schon haben Sie eine Suppe, die kalorienarm sättigt.

Und was ist mit dem Rest der Familie?

Wer Diät halten will, kennt die lebhaften Diskussionen bezüglich der Familie, denn die anderen im Haus müssen vielleicht nicht unbedingt abnehmen. Was wird aus ihnen? Mein Vorschlag lautet: gleiches Recht für alle. Die Regeln sind auch bei Idealgewicht nicht ungesund. Natürlich dürfen die anderen mehr Nussmus, Bohnen, Fleisch, Bananen oder Nudeln essen, doch die Prinzipien gelten auch für sie. Ganz einfach. Zumindest wenn man all die Sonderwünsche ausblendet, mit denen gerade Kinder und Jugendliche uns in den Ohren liegen. Wie soll man damit umgehen? Nun, bezüglich der Schnitt-

---

menge Essen, Einkaufen, Gesundheit und Kinder bin ich eher noch rigoroser als sonst. Kinder haben in Bezug auf Einkaufen kein Mitspracherecht. Sie sind der Vater oder die Mutter. Wenn Sie keinen Mist kaufen, können Sie den Kindern auch keinen Mist vorsetzen. Ich weiß, wie unmodern so eine Einstellung klingt, aber schließlich gibt es heute mehr fette Kinder denn je. Also sagen Sie Nein. Das heißt, es kommt kein Eis in den Kühlschrank. Eis kann es unterwegs mal geben – beim Ausflug oder in der Eisdiele, aber es darf nicht bereitliegen. Sonst essen am Ende *Sie* das Eis (glauben Sie mir!). Meine Erfahrung lehrt mich: Wenn etwas da ist, was dick macht, wird es auch jemand essen. Und dieser Jemand wird dick.

Die Speisepläne

Speiseplan für Woche 1

Was gibt es zu trinken?

Wie in Regel 1 erklärt, brauchen Sie ausreichend Wasser. Sie werden sehen, dass ich regelmäßig »2 Gläser Wasser« schreibe. Das liegt daran, dass die meisten Gläser nur 200 oder 250 Milliliter enthalten. Sie sollen aber immer 400 bis 500 Milliliter zu sich nehmen.

Zum Thema Kaffee
Kaffee oder Schwarztee sind morgens nicht gesondert aufgeführt. Beides dürfen Sie jedoch gern zusätzlich trinken.

Woche 1: Frühstücksoptionen für Frauen

- 2 Gläser Wasser
- »3 + 1« Omelett (siehe Seite 201) mit Gemüsefüllung
- 1 Scheibe Vollkornbrot, getoastet
- 150 g Erdbeeren

- 2 Gläser Wasser
- 250 g Joghurt mit 75 g frischen Beeren
- 1 Scheibe Vollkornbrot oder -toast

- 2 Gläser Wasser
- Haferbrei aus 45 g Haferflocken (selbst gekocht)
- 1 Apfel in Schnitzen und 250 g Joghurt

- 2 Gläser Wasser
- 1 Scheibe Vollkorntoast mit 1 EL Erdnuss- oder Mandelmus und ½ Banane in Scheiben
- 1 Apfel in Schnitzen

- 2 Gläser Wasser
- »3 + 1« Omelett (siehe Seite 201), mit 1 TL Parmesankäse
bestreut
- Gebackener Brokkoli mit Knoblauch
- 75 g gemischte Beeren

- 2 Gläser Wasser
- 1 Skinny!-Shake (siehe Seite 225)
- 1 Apfel, in Scheiben
- 250 g Joghurt mit 75 g Beeren und 1 EL Mandeln

- 2 Gläser Wasser
- Haferbrei aus 45 g Haferflocken (selbst gekocht)
- 250 g Joghurt mit Beeren

Woche 1: Frühstücksoptionen für Männer

- 2 Gläser Wasser
- »5 + 1« Gemüsefrittata (siehe Seite 203)
- 1 Scheibe Vollkornbrot oder -toast
- 150 g Erdbeeren

- 2 Gläser Wasser
- 125 g Joghurt mit 75 g frischen Beeren
- 1 Scheibe Vollkornbrot oder -toast, mit 1 zerdrückten Banane bestrichen

- 2 Gläser Wasser
- 45 g Haferflocken mit 60 ml fettreduzierter Milch und Beeren
- 1 Apfel, in Schnitzen, und 1 EL Mandelmus

- 2 Gläser Wasser
- 1 Scheibe Vollkornbrot oder -toast mit 1 EL Erdnuss- oder Mandelmus
- 75 g Beeren und 250 g Joghurt

- 2 Gläser Wasser
- »5 + 1« Omelett, mit 1 TL Parmesankäse bestreut
- Gebackener Brokkoli mit Knoblauch
- 75 g gemischte Beeren

Wenn ich von »Brot« spreche, greife ich persönlich zu Ezekiel-Brot (auch Eiweiß-, Bibel- oder Essener Brot, z. T. im Bioladen erhältlich). Inzwischen gibt es hiervon diverse Varianten mit Sesam, Vollkorn, Zimt oder Rosinen. Dieses Brot können Sie überall verwenden, wo von Vollkornbrot oder Vollkorntoast die Rede ist. Alle Brotsorten dürfen Sie gern toasten, wenn Sie mögen.

- 2 Gläser Wasser
- 1 Skinny!-Shake (siehe Seite 225)
- 1 Apfel, in Scheiben

- 2 Gläser Wasser
- »5 + 1« Omelett (siehe Seite 201) mit gebratenen Pilzen
- 45 g Haferflocken mit 60 ml fettreduzierter Milch

Woche 1: zweites Frühstück für Frauen
- 2 Gläser Wasser
- Gurkenscheiben und 30 g Harper-Hummus ohne Öl (siehe Seite 211) ODER 125 g Joghurt mit Zitrone und Cayennepfeffer

- 2 Gläser Wasser
- 150 g Heidelbeeren oder Erdbeeren
- 115 g Quark (0,1 Prozent Fett)

- 2 Gläser Wasser
- 1 Apfel, in Schnitzen, und 30 g Hartkäse

- 2 Gläser Wasser
- 1 Apfel, in Schnitzen, und 1 EL Erdnussmus

- 2 Gläser Wasser
  1 Apfel, in Schnitzen, und 1 hart gekochtes Ei

- 2 Gläser Wasser
- 1 Skinny!-Shake (siehe Seite 225)

- 2 Gläser Wasser
- 125 g Joghurt mit 75 g Beeren und 1 TL Pistazien

Warum die Suche nach Minigurken sich lohnt

Ich empfehle jedem, der abnehmen möchte, Minigurken. Warum? Nun, erstens schmecken sie einfach ausgezeichnet und sind schön knackig. Zweitens sind sie klein und damit sehr praktisch zum Dippen oder für die Salatzubereitung. Drittens haben sie kaum Kalorien. Viertens liefern sie eine Menge Ballaststoffe. Und fünftens sind sie einfach so niedlich.

Woche 1: zweites Frühstück für Männer

- 2 Gläser Wasser
- Gurkenscheiben mit 2 EL Hummus ODER 125 g Joghurt (mit Zitrone und Cayennepfeffer würzen)

- 2 Gläser Wasser
- 1 Apfel, in Schnitzen, und 30 g Hartkäse

- 2 Gläser Wasser
- 125 g Joghurt mit Beeren und 1 TL Mandeln, Pistazien oder Walnüsse

- 2 Gläser Wasser
- 1 Apfel, in Schnitzen, und 1 EL Erdnussmus

- 2 Gläser Wasser
- 3 hart gekochte Eiweiße und 1 Apfel

- 2 Gläser Wasser
- So viel rohes Gemüse, wie Sie mögen, zu einem Dip aus 125 g Joghurt mit frischen gehackten Kräutern

- 2 Gläser Wasser
- ½ Apfel, ½ Banane und 75 g Heidelbeeren
- 10 Mandeln

Woche 1: Mittagessen für Frauen

- 2 Gläser Wasser
- Bobs Spezialsalat (siehe Seite 213)

- 2 Gläser Wasser
- Bobs große Gemüsepfanne mit Huhn oder Shrimps (siehe Seite 214), Mittagsversion
- Tomaten und Gurken gewürfelt, mit Zitronensaft beträufelt

- 2 Gläser Wasser
- 120 g Putenfrikadellen mit Tomaten in Salatwrap (siehe Seite 208)
- Gebackenes Gemüse als Salat

- 2 Gläser Wasser
- Nizzasalat mit 120 g Tunfisch und Kichererbsen (siehe Seite 258)

- 2 Gläser Wasser
- Gebackenes Gemüse als Salat
- 1 Apfel, 30 g Käse und Gurkenscheiben

- 2 Gläser Wasser
- 1 Teller herzhafte Tomatensuppe (siehe Seite 267)
- 120 g Huhn oder Fisch, gebacken, gegrillt oder gedünstet

- 2 Gläser Wasser
- Putenburger Italia (siehe Seite 285) in Salatblättern
- 150 g Beeren

Woche 1: Mittagessen für Männer

- 2 Gläser Wasser
- Putenburger Italia (siehe Seite 285) in Salatblättern, dazu Joghurt mit frischen Kräutern
- Großer Salat mit Gurke, Tomate, Fenchel und Zitronensaft

- 2 Gläser Wasser
- Nizzasalat mit 150 g Thunfisch und Kichererbsen (siehe Seite 258)

- 2 Gläser Wasser
- 150 g Putenfrikadellen (siehe Seite 208) mit Tomaten und Zwiebelringen im Salatwrap
- Grüne Röstbohnen (siehe Seite 142) mit Senfdressing

- 2 Gläser Wasser
- Salat aus gebackenem Gemüse mit 120 g Hähnchenstreifen
- Hummus (siehe Seite 211) und Gurkenscheiben

- 2 Gläser Wasser
- Schwarze Bohnen (Dose) und 120 g Huhn, mit 1 TL Olivenöl und Zitronensaft im Salatwrap
- Tomate, rote Zwiebel, Gurke und Feta (1 EL, zerkrümelt) mit Zitronen- oder Limettensaft und zerstoßenem Pfeffer

- 2 Gläser Wasser
- Einfache Suppe mit Fisch und Gemüse (siehe Seite 204, Grundrezept Fisch)
- Salat aus Tomate, Gurke und Zwiebel mit Zitronensaft und schwarzem Pfeffer

- 2 Gläser Wasser
- Bobs Spezialsalat (siehe Seite 213)

Woche 1: Nachmittagspower für Frauen
- 2 Gläser Wasser
- 1 Apfel, in Schnitzen, und 30 g Hartkäse

- 2 Gläser Wasser
- Gurkenscheiben und 2 EL Hummus (siehe Seite 211)

- 2 Gläser Wasser
- Beeren und 125 g Joghurt

- 2 Gläser Wasser
- 2 Minifrikadellen mit Tomaten im Salatwrap

- 2 Gläser Wasser
- 1 Apfel, in Schnitzen, und 250 g Joghurt, mit Zimt bestreuen

- 2 Gläser Wasser
- 1 kleiner Bobs Mean Green Drink (halbe Portion, siehe Seite 226)

- 2 Gläser Wasser
- Bis zu 300 g gemischte Beeren und Apfelschnitze

Woche 1: Nachmittagspower für Männer
- 2 Gläser Wasser
- 1 Apfel und 60 g körniger Frischkäse

- 2 Gläser Wasser
- Gurkenscheiben und 2 EL Hummus (siehe Seite 211)

- 2 Gläser Wasser
- 75 g Beeren und 125 g Joghurt

- 2 Gläser Wasser
- 3 Minifrikadellen mit Tomaten

- 2 Gläser Wasser
- 4 Eiweiße, hart gekocht
- Rohes Gemüse

- 2 Gläser Wasser
- 1 Mean Green Drink (siehe Seite 226)

- 2 Gläser Wasser
- 125 g Joghurt mit frischen Kräutern, Tomaten, Gurken und schwarzem Pfeffer

Woche 1: Abendessen für Frauen

- 2 Gläser Wasser
- 180 g Fisch in Tomatensauce (siehe Seite 216)
- Gebackener Blumenkohl (siehe Seite 219) mit grünen Bohnen, Zitronensaft und 1 TL Olivenöl

- 2 Gläser Wasser
- 4 Minifrikadellen (siehe Seite 208) und sautierter (kurzgebratener) Spinat in Hühnerbrühe
- Gemischter grüner Salat mit Tomaten

- 2 Gläser Wasser
- 120 bis 180 g gebackene Hähnchenbrust mit Pesto (siehe Seite 291)
- Grüne Bohnen mit Zitronensaft und 1 TL Olivenöl

- 2 Gläser Wasser
- 180 g weißer Fisch oder 120 g Lachs auf Fischspießen mit Paprika, Tomaten und Zucchini (siehe Seite 293)
- Gebackener Blumenkohl (siehe Seite 219) oder gedünsteter Spargelbrokkoli (siehe Seite 221)

- 2 Gläser Wasser
- Bobs große Gemüsepfanne (siehe Seite 214), Abendversion
- Salat aus Gurke, Tomate und 30 g zerkrümeltem Feta

- 2 Gläser Wasser
- »3 + 1« Gemüsefrittata (siehe Seite 203)
- Gebackene Tomaten (siehe Seite 216), als Suppe püriert

- 2 Gläser Wasser
- 120 g Grillsteak
- Spargel und Tomaten mit Zitronensaft und 1 TL Olivenöl

Woche 1: Abendessen für Männer

- 2 Gläser Wasser
- 240 g Fisch in Tomatenbrühe (siehe Seite 226)
- Gebackener Blumenkohl (siehe Seite 219) mit grünen Bohnen und einem Dressing aus Zitronensaft und Olivenöl

- 2 Gläser Wasser
- 6 Minifrikadellen (siehe Seite 208) und Spinat in Hühnerbrühe
- Gemischter grüner Salat mit Tomaten

- 2 Gläser Wasser
- 240 g gebackene Hähnchenbrust mit Pesto (siehe Seite 291)
- Grüne Röstbohnen (siehe Seite 142) mit 1 TL gehackte Pistazien

- 2 Gläser Wasser
- 240 g weißer Fisch oder 180 g Lachs auf Fischspießen mit Paprika, Tomaten und Zucchini (siehe Seite 293)
- Gebackener Blumenkohl (siehe Seite 219) mit Chilidressing (siehe Seite 222) oder gedünsteter Spargelbrokkoli (siehe Seite 221)

- 2 Gläser Wasser
- Bobs große Gemüsepfanne (siehe Seite 214), Abendversion
- Salat aus Gurke, Tomate und 30 g zerkrümeltem Feta

- 2 Gläser Wasser
- 180 g Grillsteak
- Spargel und Tomaten mit Zitronensaft und Kräutervinaigrette

- »5 + 1« Gemüsefrittata (siehe Seite 203)
- Tomaten, Rucola und Gurke mit 1 Spritzer Orangensaft und Chiliflocken

Woche 2

Woche 2: Frühstücksoptionen für Frauen
- 2 Gläser Wasser
- »3 + 1« Omelett (siehe Seite 201)
- 60 bis 90 g gebackene Yamspuffer (siehe Seite 215)
- 150 g Beeren

- 2 Gläser Wasser
- Haferbrei aus 45 g Haferflocken (selbst gekocht), mit 75 g Beeren
- 1 ganzer Apfel, in Schnitzen, mit 125 g Joghurt

- 2 Gläser Wasser
- »3 + 1« Omelett (siehe Seite 201) mit Spinat und 1 EL Parmesan (darüberstreuen oder gleich mitgaren)
- 1 Scheibe Vollkorntoast mit ½ zerdrückten Banane

- 2 Gläser Wasser
- 1 Scheibe Vollkorntoast mit 1 EL Mandelmus und ½ Banane in Scheibchen
- 80 g Heidelbeeren

- 2 Gläser Wasser
- Skinny!-Shake (siehe Seite 225)
- 1 Scheibe Vollkorntoast

- 2 Gläser Wasser
- Haferbrei aus 45 g Haferflocken, mit 75 g Beeren
- 125 g Joghurt mit einer halben Banane

- 2 Gläser Wasser
- 30 g Hartkäse
- 1 Apfel, in Schnitzen
- 1 Scheibe Vollkorntoast

Woche 2: Frühstücksoptionen für Männer

- 2 Gläser Wasser
- »5 + 1« Omelett (siehe Seite 201)
- 125 g gebackene Yamspuffer (siehe Seite 215) ODER 1 Scheibe Vollkorntoast
- 160 g Heidelbeeren

- 2 Gläser Wasser
- 4 Eiweiße, hart gekocht
- 1 Scheibe Vollkorntoast
- 1 kleiner Apfel und 250 g Joghurt

- 2 Gläser Wasser
- Haferbrei aus 45 g Haferflocken (selbst gekocht), mit 75 g Beeren
- »3 + 1« Omelett (siehe Seite 201)

- 2 Gläser Wasser
- »5 + 1« Omelett mit Spinat (siehe Seite 201)
- 1 Scheibe Vollkorntoast
- 150 g Erdbeeren

- 2 Gläser Wasser
- 1 Scheibe Vollkorntoast mit 1 EL Mandelmus und ½ Banane in Scheibchen
- 1 Apfel, in Scheiben

- 2 Gläser Wasser
- 1 Skinny!-Shake (siehe Seite 225)
- 1 Scheibe Vollkorntoast

- 2 Gläser Wasser
- »3 + 1« Gemüsefrittata (siehe Seite 203), mit 30 g geriebenem Käse bestreut
- 1 Scheibe Vollkorntoast
- 75 g gemischte Beeren

Woche 2: zweites Frühstück für Frauen

- 2 Gläser Wasser
- 2 EL Hummus (siehe Seite 211) und Gurkenscheiben

- 2 Gläser Wasser
- Rohes Gemüse und 125 g Joghurt mit frischen Kräutern und Pfeffer

- 2 Gläser Wasser
- 1 Apfel, in Schnitzen, und 30 g Hartkäse

- 2 Gläser Wasser
- 150 g Beeren und 125 g Joghurt mit 1 EL Pistazien

- 2 Gläser Wasser
- 1 Apfel, in Schnitzen, und 1 EL Mandelmus

- 2 Gläser Wasser
- 1 Skinny!-Shake (siehe Seite 225)

- 2 Gläser Wasser
- 150 g Beeren und 125 g Joghurt, mit Zimt bestreut

Woche 2: zweites Frühstück für Männer

- 2 Gläser Wasser
- 3 EL Hummus (siehe Seite 211) und Gurkenscheiben

- 2 Gläser Wasser
- Rohes Gemüse und 125 g Joghurt mit frischen Kräutern und Pfeffer

- 2 Gläser Wasser
- 1 Apfel, in Schnitzen, und 30 g Hartkäse

- 2 Gläser Wasser
- 1 Apfel, in Schnitzen, und 1 EL Mandelmus

- 2 Gläser Wasser
- 150 g Beeren und 125 g Joghurt mit 1 EL Pistazien

- 2 Gläser Wasser
- 5 Eiweiße, hart gekocht
- Salat aus Tomaten und Gurke mit Zitronensaft und schwarzem Pfeffer

- 2 Gläser Wasser
- 1 Skinny!-Shake (siehe Seite 225)

Woche 2: Mittagessen für Frauen
- 2 Gläser Wasser
- Gebackener Spargel, gebackene Paprika und 1 hart gekochtes Ei zum Garnieren
- 2 EL Hummus (siehe Seite 211) mit Gurkenstreifen

- 2 Gläser Wasser
- Gebackene Tomaten, gefüllt mit Tunfischsalat (siehe Seite 216)
- Salat aus Apfel und Topinambur mit Dressing (siehe Seiten 222 bis 225)

- 2 Gläser Wasser
- Hühnerbrühe mit Tomaten, Kichererbsen und Gemüse

- 2 Gläser Wasser
- »3 + 1« Gemüsefrittata mit Zwiebeln und Paprika (siehe Seite 203), heiß oder kalt
- Hummus (siehe Seite 211) mit Paprikastreifen

- 2 Gläser Wasser
- 4 Minifrikadellen in Tomaten- oder Hühnerbrühe (siehe Seite 208), mit Parmesan bestreut
- Großer grüner Salat mit Paprika und 1 EL Kichererbsen

- 2 Gläser Wasser
- Bobs große Gemüsepfanne (siehe Seite 214), Mittagsversion

- 2 Gläser Wasser
- 120 g Hühnerwürfel mit 1 TL Pistazien und Zitronen-Pfeffer-Dressing
- Rohes Gemüse in unbeschränkter Menge

Woche 2: Mittagessen für Männer

- 2 Gläser Wasser
- Hühnersuppe mit Tomaten, Kichererbsen und Gemüse, mit 1 EL Parmesan
- 1 Scheibe Vollkorntoast

- 2 Gläser Wasser
- »5 + 1« Gemüsefrittata mit Zwiebeln und Paprika (siehe Seite 203), heiß oder kalt
- Hummus (siehe Seite 211), mit Gurkenstreifen

- 2 Gläser Wasser
- 5 Minifrikadellen in Tomaten- oder Hühnerbrühe (siehe Seite 208), mit Parmesan bestreut
- Großer grüner Salat mit Paprika und 1 EL Kichererbsen

- 2 Gläser Wasser
- Französischer Geflügelsalat im Wrap (siehe Seite 257)
- 150 g Beeren und Apfelschnitze

- 2 Gläser Wasser
- 1 Teller herzhafte Tomatensuppe (siehe Seite 267)
- Tomaten und Gurken mit Rucola und Zitronensaft

- 2 Gläser Wasser
- 1 Portion Gemüsepfanne (siehe Seite 214), Mittagsversion
- 160 g Heidelbeeren

- 2 Gläser Wasser
- 1 magerer Burger (siehe Seite 210)

Woche 2: Nachmittagspower für Frauen
- 2 Gläser Wasser
- 150 g Beeren mit 125 g Joghurt

- 2 Gläser Wasser
- 2 EL Hummus (siehe Seite 211), dazu Tomaten und Gurken, mit Zitrone abgeschmeckt

- 2 Gläser Wasser
- 1 Apfel, in Schnitzen, und 30 g Hartkäse

- 2 Gläser Wasser
- 1 Apfel, in Schnitzen, und 1 EL Erdnussmus

- 2 Gläser Wasser
- 1 Skinny!-Shake (siehe Seite 225)

- 2 Gläser Wasser
- Rohes Gemüse und 125 g Joghurt mit frischen Kräutern und Pfeffer

- 2 Gläser Wasser
- 150 g Beeren und 125 g Joghurt mit 1 EL Pistazien

Woche 2: Nachmittagspower für Männer

- 2 Gläser Wasser
- 1 Apfel, in Schnitzen, 10 Mandeln und 30 g Hartkäse

- 2 Gläser Wasser
- 3 EL Hummus (siehe Seite 211) und Gurkenscheiben

- 2 Gläser Wasser
- Rohes Gemüse und 125 g Joghurt mit frischen Kräutern und Pfeffer

- 2 Gläser Wasser
- 1 Apfel, in Schnitzen, und 1 EL Mandelmus

- 2 Gläser Wasser
- 150 g Beeren und 125 g Joghurt mit 1 EL Pistazien

- 2 Gläser Wasser
- 5 Eiweiße, hart gekocht
- Salat aus Tomaten und Gurke mit Zitronensaft und schwarzem Pfeffer

- 2 Gläser Wasser
- 1 Apfel, in Schnitzen, und 1 EL Erdnussmus

Woche 2: Abendessen für Frauen

- 2 Gläser Wasser
- Bobs große Gemüsepfanne (siehe Seite 214), Abendversion, mit Huhn

- 2 Gläser Wasser
- Fischspieße (siehe Seite 291)
- Gebackenes Gemüse und grüner Salat (siehe Seite 88)

- 2 Gläser Wasser
- Bobs große Gemüsepfanne (siehe Seite 214), Abendversion, mit Huhn oder Shrimps
- Salat aus Fenchel, Paprika und Zwiebel, mit Zitronensaft und schwarzem Pfeffer

- 2 Gläser Wasser
- Bobs Spezialsalat (siehe Seite 213)

- 2 Gläser Wasser
- »3 + 1« Gemüsefrittata (siehe Seite 203)
- Apfel-Fenchel-Salat mit gemahlenem Hanfsamen

- 2 Gläser Wasser
- 150 g Putenburger Italia mit Tomaten und Zwiebeln im Salatwrap (siehe Seite 285)
- Grüne Bohnen in Senf-Vinaigrette (siehe Seite 223)

- 2 Gläser Wasser
- 120 bis 180 g gebackene Hähnchenbrust mit Pesto (siehe Seite 291)
- Grüne Bohnen mit Zitronensaft und 1 TL Olivenöl

Woche 2: Abendessen für Männer

- 2 Gläser Wasser
- Bobs große Gemüsepfanne (siehe Seite 214), Abendversion, mit Shrimps

- 2 Gläser Wasser
- Fischspieße (siehe Seite 293)
- Gebackenes Gemüse
- Grüner Salat mit 1 EL von einem meiner Dressings

- 2 Gläser Wasser
- Bobs große Gemüsepfanne (siehe Seite 214), Abendversion, mit Tofu
- Großer Salat mit Fenchel, Paprika und Zwiebeln

- 2 Gläser Wasser
- Bobs Spezialsalat (siehe Seite 213)

- 2 Gläser Wasser
- »3 + 1« Gemüsefrittata (siehe Seite 203)
- Apfel- und Fenchelsalat mit Zitronensaft und 1 TL Olivenöl

- 2 Gläser Wasser
- 180 g Putenburger Italia (siehe Seite 285) mit 2 EL geriebenem Hartkäse und Tomate im Salatwrap
- Grüne Bohnen in Senf-Vinaigrette (siehe Seite 223)

- 2 Gläser Wasser
- Gebackene Hähnchenbrust mit 1 EL Pesto aus Basilikum, Zitronensaft und Parmesan (siehe Seite 291)
- Spinat- und Apfelsalat mit Zitronensaft und Olivenöl

Woche 3

Kurze Pause? Die Hälfte der entscheidenden Anfangsphase Ihres geregelten Essverhaltens haben Sie bereits geschafft.

Bravo, das ist schon ein großer Erfolg!

Allerdings haben Sie vermutlich auch die Nase voll ... Es wird langweilig.

Ich weiß. Am Anfang ist Abnehmen in der Tat zäh und öde, immer dasselbe. Das habe ich Ihnen aber schon zu Beginn gesagt. Der Weg zum Übergewicht ist von Schinken, Schokolade und Croissants gesäumt; der zur schlanken Figur von Äpfeln und Vollkornbrot. Wenn Sie aber bei der Stange bleiben, kann ich Ihnen eins versprechen: In Zukunft werden Sie Versuchungen standhaft widerstehen können. Und Sie werden natürlich abnehmen.

Aber von jetzt an gibt es mehr Abwechslung.

Woche 3: Frühstücksoptionen für Frauen
- 2 Gläser Wasser
- Joghurtshake mit Apfel und Beeren (siehe Seite 247)
- 1 Scheibe Vollkorntoast

- 2 Gläser Wasser
- Das perfekte Frühstückssandwich (siehe Seite 228)

- 2 Gläser Wasser
- Beerensalat mit Balsamico-Dressing (siehe Seite 222)
- 1 Scheibe Vollkorntoast mit 1 EL Erdnussmus

- 2 Gläser Wasser
- »3 + 1« Omelett (siehe Seite 201) mit ¼ Avocado
- 150 g Erdbeeren, halbiert

- 2 Gläser Wasser
- ½ Portion gebackene Yamspuffer (siehe Seite 215)
- 125 g Joghurt mit 80 g Heidelbeeren

- 2 Gläser Wasser
- Haferbrei aus 45 g Haferflocken (selbst gekocht), mit Kürbis (siehe Seite 241)
- 125 g Joghurt ODER 3 hart gekochte Eiweiße

- 2 Gläser Wasser
- 1 Scheibe Vollkorntoast mit 1 EL Erdnussmus und ½ Banane in Scheibchen

Woche 3: Frühstücksoptionen für Männer
- 2 Gläser Wasser
- Joghurtshake mit Apfel und Beeren (siehe Seite 247)
- 1 Scheibe Vollkorntoast

- 2 Gläser Wasser
- 1 Apfel, in Schnitzen, mit Joghurt
- »5 + 1« Omelett (siehe Seite 201)

- 2 Gläser Wasser
- Haferbrei aus 45 g Haferflocken (selbst gekocht), mit Kürbis (siehe Seite 241)
- 125 g Joghurt ODER 5 hart gekochte Eiweiße

- 2 Gläser Wasser
- Beerensalat mit Balsamico-Dressing (siehe Seite 222)
- 1 Scheibe Vollkorntoast mit 1 EL Erdnussmus

- 2 Gläser Wasser
- »5 + 1« Omelett (siehe Seite 201) mit ¼ Avocado
- 75 g Erdbeeren, halbiert

- 2 Gläser Wasser
- Das perfekte Frühstückssandwich (siehe Seite 228)

- 2 Gläser Wasser
- Skinny!-Shake (siehe Seite 225)
- 1 Scheibe Vollkorntoast

Woche 3: zweites Frühstück für Frauen
- 2 Gläser Wasser
- 2 EL Hummus (siehe Seite 211) mit Gurken und roter Paprika

- 2 Gläser Wasser
- ½ kleine Avocado mit Zitronensaft und Cayennepfeffer zum Dip zerdrückt, dazu rote Paprika in Streifen

- 2 Gläser Wasser
- 150 g Beeren und 250 g Joghurt

- 2 Gläser Wasser
- 1 Apfel, in Schnitzen, und 1 EL Mandelmus

- 2 Gläser Wasser
- 1 Skinny!-Shake (siehe Seite 225)

- 2 Gläser Wasser
- 125 g Joghurt mit frischen Kräutern zum Dippen
- Gurkenstreifen, rote Paprika in Streifen

- 2 Gläser Wasser
- 1 Apfel, in Schnitzen, und 1 EL Erdnussmus

Woche 3: zweites Frühstück für Männer
- 2 Gläser Wasser
- Selleriestangen und 1 EL Erdnussmus oder 2 EL Hummus (siehe Seite 211)

- 2 Gläser Wasser
- ½ kleine Avocado zum Dip zerdrückt, mit Zitronensaft und Cayennepfeffer, dazu rote Paprika in Streifen

- 2 Gläser Wasser
- 1 Skinny!-Shake (siehe Seite 225)

- 2 Gläser Wasser
- 5 Eiweiße
- Staudensellerie, Gurke und rote Paprika in Streifen

- 2 Gläser Wasser
- 125 g Joghurt mit 75 g gemischten Beeren

- 2 Gläser Wasser
- 3 EL Hummus (siehe Seite 221)
- Rote Paprika in Streifen

- 2 Gläser Wasser
- 1 Apfel, in Schnitzen, und 1 EL Mandelmus

Woche 3: Mittagessen für Frauen
- 2 Gläser Wasser
- Bobs Spezialsalat (siehe Seite 213), erweitert um Erdbeeren und ¼ Avocado, ohne Käse

- 2 Gläser Wasser
- 120 g gegarte Hühnerwürfel, 1 EL Walnüsse, Zitronensaft, Paprikagewürz oder schwarzer Pfeffer
- Grüner Salat

- 2 Gläser Wasser
- Herzhafte Tomatensuppe (siehe Seite 267) mit gegarten Hühnerwürfeln und 1 Tupfer Joghurt
- Obstsalat aus Beeren und 1 Apfel

- 2 Gläser Wasser
- »3 + 1« Gemüsefrittata mit Pilzen (siehe Seite 203), mit 1 TL Parmesan bestreut
- Beeren und 1 Apfel

- 2 Gläser Wasser
- Bobs große Gemüsepfanne (siehe Seite 214), Mittagsversion

- 2 Gläser Wasser
- Pikante Quinoapaella als Salat (siehe Seite 264)

- 2 Gläser Wasser
- Würzige Linsensuppe (siehe Seite 268)

Woche 3: Mittagessen für Männer

- 2 Gläser Wasser
- »5 + 1« Gemüsefrittata (siehe Seite 203) mit Spinat und Grünkohl
- 1 Apfel, in Schnitzen, und Beeren

- 2 Gläser Wasser
- Bobs Spezialsalat (siehe Seite 213), erweitert um Erdbeeren und ¼ Avocado, ohne Käse

- 2 Gläser Wasser
- 180 g gegarte Hähnchenwürfel mit klein gewürfelten Tomaten, roter Paprika, Zitronensaft und Paprikagewürz
- Grüner Salat

- 2 Gläser Wasser
- Herzhafte Tomatensuppe mit Hühnchenwürfeln (siehe Seite 267)
- Obstsalat aus Beeren und 1 Apfel

- 2 Gläser Wasser
- Pikante Quinoapaella als Salat (siehe Seite 264)

- 2 Gläser Wasser
- Würzige Linsensuppe (siehe Seite 268)

- 2 Gläser Wasser
- Magerer Burger (siehe Seite 210)

Woche 3: Nachmittagspower für Frauen

- 2 Gläser Wasser
- Joghurtshake mit Apfel und Beeren (siehe Seite 247)

- 2 Gläser Wasser
- 2 EL Hummus (siehe Seite 211) und Gurkenscheiben

- 2 Gläser Wasser
- 150 g Beeren mit Balsamico-Essig und Minze, etwas Joghurt sowie 1 TL fein gehackte Pistazien, Walnüsse oder Mandeln

- 2 Gläser Wasser
- Joghurt mit Beeren und 10 Nüssen oder Mandeln

- 2 Gläser Wasser
- 125 g Joghurt mit frischen Kräutern
- ½ Apfel, in Schnitzen

- 2 Gläser Wasser
- 30 g Hartkäse
- Salatgurke und Paprika in Streifen

- 2 Gläser Wasser
- ½ großer Apfel, in Schnitzen
- 1 EL Erdnussmus

Woche 3: Nachmittagspower für Männer

- 2 Gläser Wasser
- Joghurtshake mit Apfel und Beeren (siehe Seite 247)

- 2 Gläser Wasser
- 2 EL Hummus (siehe Seite 211) und Gurkenscheiben

- 2 Gläser Wasser
- 150 g Beeren mit Balsamico-Essig und Minze, etwas Joghurt

- 2 Gläser Wasser
- 250 g Joghurt mit Beeren und 10 Nüssen oder Mandeln

- 2 Gläser Wasser
- 125 g Joghurt mit frischen Kräutern
- 1 Apfel, in Scheiben

- 2 Gläser Wasser
- 30 g Hartkäse
- Salatgurke und Paprika in Streifen

- 2 Gläser Wasser
- 1 Apfel, in Schnitzen
- 1 EL Erdnussmus

Woche 3: Abendessen für Frauen

- 2 Gläser Wasser
- Fischspieße mit 180 g Fisch (siehe Seite 293)
- Brokkoli mit Knoblauch aus der Pfanne (siehe Seite 221)
- Gurke, Paprika und Tomaten

- 2 Gläser Wasser
- 4 Minifrikadellen mit gebackenen Paprika und grünem Blattgemüse
- Spinat und Erdbeeren mit einer Vinaigrette aus Balsamico und 1 TL Olivenöl

- 2 Gläser Wasser
- Selbst gekochte Hühnerbrühe (siehe Seite 226), mit 1 EL Parmesankäse bestreut
- Große Gemüsepfanne aus Ihrem Lieblingsgemüse

- 2 Gläser Wasser
- Gebackene Tomaten (siehe Seite 216), mit Shrimps
- Salat aus gegrilltem Spargel (siehe Seite 218) und hart gekochten Eiweißen

- 2 Gläser Wasser
- 120 g Steak mit gebackenen Tomaten (siehe Seite 216)
- Grüner Salat mit Zitronensaft und 1 TL Olivenöl

- 2 Gläser Wasser
- 120 g gebackene Hähnchenbrust mit Pesto (siehe Seite 291)
- Gegrillter Spargel (siehe Seite 218) mit Zitrone und schwarzem Pfeffer
- Grüner Salat

- 2 Gläser Wasser
- Fischspieße mit 120 g Fisch (siehe Seite 293)
- Gegrillter Spargel (siehe Seite 218)
- Gurke, Paprika und Tomaten

Woche 3: Abendessen für Männer
- 2 Gläser Wasser
- Schaschlickspieße mit 180 g Rindfleisch (siehe Seite 291)
- Großer Salat aus Gurke, Paprika und Tomaten

- 2 Gläser Wasser
- 5 Minifrikadellen mit gebackenen Paprika und grünem Blattgemüse
- Salat aus Spinat und Erdbeeren mit Zitronensaft und 1 TL Olivenöl

- 2 Gläser Wasser
- Selbst gekochte Hühnerbrühe (siehe Seite 226), mit 1 EL Parmesankäse bestreut
- Gemüsepfanne

- 2 Gläser Wasser
- Fischspieße mit 180 g Fisch (siehe Seite 293)
- Pfannenbrokkoli mit Knoblauch (siehe Seite 221)
- Gurke, Paprika und Tomaten

- 2 Gläser Wasser
- Gebackene Tomaten (siehe Seite 216), mit Shrimps oder Tofu
- Salat aus gegrilltem Spargel (siehe Seite 218) und hart gekochten Eiweißen
- Grüner Salat

- 2 Gläser Wasser
- 120 g Steak mit gebackenen Tomaten (siehe Seite 216)
- Grüner Salat mit Zitronensaft und 1 TL Olivenöl

- 2 Gläser Wasser
- 120 g gebackene Hähnchenbrust mit Pesto
- Gebackener oder gedünsteter Spargel mit Zitrone und schwarzem Pfeffer
- Grüner Salat

Woche 4

Jetzt fühlt sich alles doch schon einfacher an. Sie haben sich an vieles gewöhnt – die Regeln sind weniger mühsam. Gut! In Woche 4 können Sie deshalb allmählich auch wieder etwas Getreide in Ihre Ernährung aufnehmen. Dabei geht es nur um kleine Mengen, denn Sie wollen ja nach wie vor Gewicht abbauen. In der Erhaltungsphase darf es dann etwas mehr sein.

Woche 4: Frühstücksoptionen für Frauen

- 2 Gläser Wasser
- »3 + 1« Gemüsefrittata (siehe Seite 203), mit frischen Kräutern und Joghurt
- Haferbrei aus 45 g Haferflocken (selbst gekocht), mit Beeren

- 2 Gläser Wasser
- Haferbrei aus 45 g Haferflocken (selbst gekocht)
- 125 g Joghurt mit Beeren

- 2 Gläser Wasser
- 1 Scheibe Vollkorntoast mit 1 EL Mandel- oder Erdnussmus und ½ Banane, in Scheiben
- 75 g gemischte Beeren

- 2 Gläser Wasser
- 1 Scheibe Vollkorntoast
- 1 Apfel, Beeren und 30 g Hartkäse

- 2 Gläser Wasser
- Skinny!-Shake (siehe Seite 225)
- 1 Scheibe Vollkorntoast

- 2 Gläser Wasser
- »3 + 1« Omelett
- ½ Portion gebackene Yamswürfel (siehe Seite 215)
- 75 g Beeren

- 2 Gläser Wasser
- Haferbrei aus 45 g Haferflocken (selbst gekocht), mit Kürbis (siehe Seite 241)
- 75 g gemischte Beeren

Woche 4: Frühstücksoptionen für Männer
- 2 Gläser Wasser
- »5 + 1« Gemüsefrittata (siehe Seite 203)
- 1 Scheibe Vollkorntoast
- 1 Apfel, in Scheiben

- 2 Gläser Wasser
- Haferbrei aus 45 g Haferflocken (selbst gekocht)
- 250 g Joghurt mit Beeren

- 2 Gläser Wasser
- 1 Scheibe Vollkorntoast mit 1 EL Mandel- oder Erdnussmus und ½ Banane, in Scheiben

- 2 Gläser Wasser
- Skinny!-Shake (siehe Seite 225)
- 1 Scheibe Vollkorntoast

- 2 Gläser Wasser
- Haferbrei aus 45 g Haferflocken (selbst gekocht), mit Kürbis (siehe Seite 241)
- 250 g Joghurt mit 75 g frischen Beeren

- 2 Gläser Wasser
- 1 Scheibe Vollkorntoast
- 1 EL Erdnuss- oder Mandelmus
- 150 g Beeren

- 2 Gläser Wasser
- »5 + 1« Gemüsefrittata (siehe Seite 203)
- 1 Scheibe Vollkorntoast
- 75 g gemischte Beeren

Woche 4: zweites Frühstück für Frauen
- 2 Gläser Wasser
- 125 g Joghurt mit 150 g frischen Beeren

- 2 Gläser Wasser
- 1 Skinny!-Shake (siehe Seite 225)

- 2 Gläser Wasser
- 1 Apfel, in Schnitzen, und 1 EL Erdnussmus

- 2 Gläser Wasser
- 2 EL Hummus (siehe Seite 211) und rohe Gemüsestreifen

- 2 Gläser Wasser
- 150 g Beeren, Balsamico-Essig, Minze und 1 EL Joghurt, dazu 3 zerbröselte Walnusshälften

- 2 Gläser Wasser
- 2 EL Hummus (siehe Seite 211) und Gurken

- 2 Gläser Wasser
- 1 Skinny!-Shake (siehe Seite 225)

Woche 4: zweites Frühstück für Männer
- 2 Gläser Wasser
- Skinny!-Shake (siehe Seite 225)

- 2 Gläser Wasser
- 3 EL Hummus (siehe Seite 211) und Gurken

- 2 Gläser Wasser
- 250 g Joghurt mit 80 g Heidelbeeren und 3 zerbröselten Walnusshälften

- 2 Gläser Wasser
- 150 g Beeren mit Balsamico-Essig und Minze, etwas Joghurt

- 2 Gläser Wasser
- 250 g Joghurt mit Beeren und 10 Nüssen oder Mandeln

- 2 Gläser Wasser
- 125 g Joghurt mit frischen Kräutern
- 1 Apfel, in Schnitzen

- 2 Gläser Wasser
- 30 g Hartkäse
- Salatgurke und Paprika in Streifen

Woche 4: Mittagessen für Frauen
- 2 Gläser Wasser
- 60 g Vollkornweizenspaghetti (Rohgewicht), gekocht, mit 120 g gewürfelter Hähnchenbrust, Tomaten, Petersilie und Zitronensaft; mit Parmesankäse bestreut

- 2 Gläser Wasser
- 1 großer Teller Tomatensuppe (siehe Seite 267) mit 120 g gewürfelter Hähnchenbrust; mit Kichererbsen bestreut
- Blattsalat mit beliebigem Gemüse

- 2 Gläser Wasser
- Champignonsuppe mit Perlgraupen (siehe Seite 266)
- 150 g Beeren in Gurkenwürfeln mit Balsamico-Dressing

- 2 Gläser Wasser
- Gemüsesalat mit Thunfisch und Emmer (siehe Seite 261)

- 2 Gläser Wasser
- Getreidepfanne (siehe Seite 262)

- 2 Gläser Wasser
- Würzige Linsensuppe (siehe Seite 268)
- 125 g Joghurt mit 75 g frischen Beeren

- 2 Gläser Wasser
- 2 Thunfischtacos mit Mangosalat (siehe Seite 250)
- Paprika und Gurkenstreifen

Woche 4: Mittagessen für Männer
- 2 Gläser Wasser
- 2 Thunfischtacos mit Mangosalat (siehe Seite 250)
- Paprika und Gurkenstreifen

- 2 Gläser Wasser
- 60 g Vollkornweizenspaghetti (Rohgewicht), gekocht, mit 120 g gewürfelter Hähnchenbrust, Zitrone, Knoblauch und Petersilie; mit Parmesankäse bestreut

- 2 Gläser Wasser
- 1 großer Teller Tomatensuppe (siehe Seite 267) mit 120 g gewürfelter Hähnchenbrust; mit Kichererbsen bestreut
- Großer Blattsalat mit beliebigem Gemüse

- 2 Gläser Wasser
- Champignonsuppe mit Nudeln (siehe Seite 266)
- Grüne Bohnen und beliebiges Dressing

- 2 Gläser Wasser
- Gemüsesalat mit Thunfisch und Emmer (siehe Seite 261)

- 2 Gläser Wasser
- Getreidepfanne (siehe Seite 262)
- Tomaten-Gurken-Salat

- 2 Gläser Wasser
- 2 Auberginenpizzas (siehe Seite 259)

Woche 4: Nachmittagspower für Frauen

- 2 Gläser Wasser
- 3 hart gekochte Eiweiße und rohes Gemüse

- 2 Gläser Wasser
- 1 Apfel, in Schnitzen, und 30 g Hartkäse oder 60 g Mozzarella

- 2 Gläser Wasser
- Gurken und Paprikastreifen mit 2 EL Hummus (siehe Seite 211)

- 2 Gläser Wasser
- 125 g Joghurt mit frischen Kräutern
- Rohes Gemüse

- 2 Gläser Wasser
- 1 EL Mandelmus
- Staudenselleriestreifen zum Dippen

- 2 Gläser Wasser
- 2 Minifrikadellen mit Salat
- Rohes Gemüse

- 2 Gläser Wasser
- 125 g Joghurt mit 300 g Beeren

Woche 4: Nachmittagspower für Männer

- 2 Gläser Wasser
- 5 hart gekochte Eiweiße und rohes Gemüse

- 2 Gläser Wasser
- 1 Apfel, in Schnitzen, und 30 g Hartkäse oder 60 g Mozzarella

- 2 Gläser Wasser
- Gurken und Paprikastreifen mit 2 EL Hummus (siehe Seite 211)

- 2 Gläser Wasser
- 125 g Joghurt mit frischen Kräutern
- Rohes Gemüse

- 2 Gläser Wasser
- 1 EL Mandelmus
- Staudenselleriestreifen zum Dippen

- 2 Gläser Wasser
- 2 Minifrikadellen mit Salat
- Rohes Gemüse

- 2 Gläser Wasser
- 125 g Joghurt

Woche 4: Abendessen für Frauen

- 2 Gläser Wasser
- 120 g Putenburger Italia (siehe Seite 285) mit gebackenen Tomaten als Sauce (siehe Seite 216)
- Reichlich gebackenes Gemüse als Salat

- 2 Gläser Wasser
- 120 g mageres Steak, gebacken, mit Pesto (siehe Seite 224)
- Grüne Röstbohnen mit Senfsauce

- 2 Gläser Wasser
- Spieße mit 120 g Huhn oder Lachs ODER 180 g weißem Fisch (siehe Seite 293)
- Großer grüner Blattsalat

- 2 Gläser Wasser
- »3 + 1« Frittata mit Kräutern und Spinat, dazu gebackene Tomaten
- Salat aus Paprika, roten Zwiebeln und Rucola

- 2 Gläser Wasser
- Französischer Geflügelsalat im Wrap (siehe Seite 257)
- 75 g Heidelbeeren und 75 g Erdbeeren

- 2 Gläser Wasser
- Bobs Spezialsalat (siehe Seite 213)

- 2 Gläser Wasser
- 1 Teller herzhafte Tomatensuppe (siehe Seite 267)

Woche 4: Abendessen für Männer
- 2 Gläser Wasser
- 180 g Putenburger Italia (siehe Seite 285) mit gebackenen Tomaten (siehe Seite 216)
- Salat aus Tomate, Apfel und Fenchel mit Zitronensaft und schwarzem Pfeffer

- 2 Gläser Wasser
- 120 g mageres Steak, gebacken, mit Pesto (siehe Seite 224)
- Salat aus Rucola, Tomaten und Paprika

- 2 Gläser Wasser
- Spieße mit 180 g Huhn oder Lachs ODER 240 g weißem Fisch (siehe Seite 293)
- Großer grüner Blattsalat

- 2 Gläser Wasser
- »5 + 1« Frittata mit Kräutern und Spinat, dazu gebackene Tomaten
- Salat aus Paprika, roten Zwiebeln und Rucola

- 2 Gläser Wasser
- Bobs Spezialsalat (siehe Seite 213)
- Gegrillter Spargel (siehe Seite 218)

- 2 Gläser Wasser
- 1 Teller herzhafte Tomatensuppe (siehe Seite 267)
- Abendsalat nach Wahl mit beliebigem Dressing

- 2 Gläser Wasser
- Gebackene Tomaten (siehe Seite 216) mit Shrimps oder Tofu
- Salat aus gegrilltem Spargel (siehe Seite 218) und hart gekochten Eiweißen
- Grüner Salat

Teil III

So leicht geht Skinny!

Rekapitulieren wir noch einmal: Sie haben die Regeln für *Skinny!* gelesen und beschlossen, Ihr Leben danach auszurichten. Auch Teil II haben Sie gelesen und sind jetzt bereit, sich einen Monat auf dieser Grundlage zu ernähren. In diesem Abschnitt erhalten Sie nun das nötige Werkzeug, das heißt, die Rezepte und Tipps zu meinen Menüvorschlägen, die Ihnen helfen, mit meinen Regeln wirklich schlank zu werden.

Bevor Sie nun anfangen, möchte ich noch einige Punkte ansprechen:

Punkt 1: Beim Lesen der Speisepläne haben Sie vielleicht bereits gemerkt, dass viele Vorschläge ähnlich sind. Es handelt sich um Variationen derselben Grundzutaten und Zubereitungsarten. Das liegt daran, dass ich zunächst meine Grundrezepte vorstelle, damit Sie später einen guten Ausgangspunkt für einfache, schmackhafte Variationen haben. Sobald Sie meine Grundrezepte beherrschen (oder zumindest gelesen haben), können Sie in den nachfolgenden Rezepten für Frühstück, Mittag- und Abendessen stöbern.

Punkt 2: Achten Sie auf die Portionsgrößen! Wenn Sie für mehrere Personen kochen, müssen Sie ein Rezept möglicherweise verdoppeln oder verdreifachen. Wer nur für sich allein sorgt, sollte ebenfalls auf die Menge achten. Manch eine Portion könnte überraschend bescheiden aussehen, aber das liegt nur daran, dass die meisten Menschen gar nicht mehr wissen, wie viel Nahrung sie tatsächlich benötigen. Andere Rezepte mögen gigantisch anmuten. Mit Gemüse dürfen Sie sich immer den Bauch vollschlagen, und da quillt der Teller schnell über! Sie werden auch bemerken, wie *viel* Sie von bestimmten Lebensmitteln essen dürfen, ohne zuzunehmen.

Punkt 3: Lesen Sie das gesamte Rezept und sammeln Sie alles zusammen, bevor Sie anfangen zu kochen. Wenn meine Anweisungen übertrieben erscheinen, lesen Sie bitte darüber hinweg. Ich möchte alles so klar und eindeutig wie möglich darstellen, besonders für Anfänger.

Punkt 4: Ich habe versucht, auch Varianten für Veganer und Vegetarier einzubauen, doch in manchen Fällen sind tierische Fette und Proteine so wichtig, dass es irreführend wäre, wenn ich behaupte, man könnte ohne sie auskommen. Zu diesem Thema erhalte ich schon jetzt massenweise E-Mails, die ich sehr zu schätzen weiß. Bitte teilen Sie mir *Ihre* Rezeptvorschläge mit. Ich probiere sie gern aus, und wenn mir ein Rezept zusagt, stelle ich es bereitwillig auf meine Webseite.

Punkt 5: Kochen soll Spaß machen. Wer bisher nicht regelmäßig für sich gekocht hat, darf diese neue Erfahrung wie eine neue Sportart betrachten. Beim ersten Mal klappt es sicher nicht perfekt, doch das sollte Sie nicht davon abhalten, es wieder zu versuchen. Kochen ist keine Zauberei – und man braucht dafür nicht soundso viele Kochkurse zu besuchen. Die meisten meiner Rezepte erfordern inklusive Vorbereitung nicht einmal eine Stunde Aufwand.

Fett in Fakten

Ein Teelöffel Fett hat immer dieselbe Menge Kalorien (120), egal, ob Schmalz, Butter, Margarine oder Olivenöl. Deshalb sollte man Fett klug verwenden. Wir werden die nachfolgenden gesunden Fette gezielt einsetzen.

Erstens: Olivenöl oder Rapsöl in der Sprühflasche. Mit wenigen Sprühstößen können Sie eine Omelettpfanne vorbereiten, fügen jedoch kaum Kalorien hinzu und haben alles im Handumdrehen wieder gesäubert.

Zweitens: Ein wenig Olivenöl enthält viel Geschmack. Ein Teelöffel Öl auf zwei Teelöffel Zitronensaft ergibt eine feine Salatsauce, die zu praktisch jedem Salat passt.

Drittens: Kaufen Sie eine gute Sprühflasche für Ihr Öl, die Sie mit dem Produkt Ihrer Wahl füllen können.

Und viertens: Nur Mut! Würzen Sie Suppen, Gemüse, Fleisch und Fisch, indem Sie Ihre Lieblingszitrussäfte (Limette, Grapefruit, Orange) mit etwas Öl verrühren. Spielen Sie auch mit frischen Kräutern. Am Ende haben Sie garantiert eigene Variationen ersonnen, die Ihre Diät kulinarisch aufpeppen.

Welches Öl nehme ich?

• Zum Garen und Anbraten verwende ich geschmacks-
neutrales Rapsöl oder Canolaöl.

• Salate und rohes Gemüse werden mit Olivenöl ange-
macht, dem gesündesten aller Öle.

• Für Pfannengerichte eignen sich Canolaöl, Rapsöl
(viele Omega-6-Fettsäuren) oder auch Erdnussöl.

• Einen besonders nussigen Geschmack erhält man mit
Öl aus geröstetem Sesam.

• Salate und rohes Gemüse schmecken mit Avocadoöl
sehr gut.

• Walnuss- oder Mandelöl sprühe ich auf rohes Gemüse.
Diese Öle eignen sich auch zum vorsichtigen Sautieren.

Die Grundrezepte

Proteine

Inzwischen ist Ihnen klar, wie wichtig Eiweiß für den Gewichtsabbau ist. Falls Sie es nicht mehr wissen, gebe ich Ihnen hier noch einmal eine Kurzübersicht: Proteine halten lange satt, so dass man weniger dazu neigt, zu viel oder das Falsche zu essen. Proteine tragen zur Stabilisierung von Blutzucker und Insulin bei, erleichtern einen nachhaltigen Gewichtsverlust und halten chronische Gesundheitsprobleme wie Diabetes und hohen Cholesterinspiegel in Schach. Obendrein nährt Eiweiß die Muskelmasse, und Muskelzellen verbrennen mehr Kalorien als Fettzellen. Das alles hilft.

Eier

Das Omelett: »5 + 1« für Männer, »3 + 1« für Frauen

Zutaten:
- 5 oder 3 große Eier, getrennt
- Olivenöl oder Rapsöl zum Sprühen

Zubereitung:

1. Die Eier trennen: Zwei Müslischüsseln bereitstellen. Das jeweilige Ei am Schalenrand aufschlagen und das Eigelb vorsichtig von einer Hälfte in die andere gleiten lassen, so dass das Eiweiß in die Schüssel tropft. Das Eigelb in die zweite Schüssel geben.

2. Beim letzten Ei Eiweiß und Eigelb in die erste Schüssel geben, so dass diese nun mehrere Eiweiße, aber nur ein Eigelb enthält. Mit einer Prise Pfeffer und Kräutern nach Geschmack würzen. Die Eier gut verrühren.

3. Garen: Die Pfanne mit Öl aussprühen, auf mittlerer Stufe erhitzen und die Eimasse hineingießen. Jetzt können Sie entscheiden, ob Sie Ihr Essen schnell und einfach wollen, indem Sie die Masse beim Garen mit einem Holzlöffel immer wieder nach innen schieben (Rührei), oder ob Sie alles in Ruhe halb durchgaren lassen und das Omelett dann mit einem Spatel in der Mitte »falten«.

4. Noch einige Minuten garen lassen, dann auf einem Teller anrichten.

Nährwert:

»5 + 1« = 146 Kalorien, 25 g Protein, 0 g Kohlenhydrate, 4,4 g Fett

»3 + 1« = 112 Kalorien, 17,5 g Protein, 0 g Kohlenhydrate, 4,4 g Fett

Gemüsefrittata

Zutaten:
- Eine Omelettmischung (»5 + 1«/»3 + 1«), wie vorstehend
- Grünes Blattgemüse und Pilze in beliebiger Menge, geputzt

Zubereitung:
1. Den Backofengrill vorheizen.
2. In der Zwischenzeit eine große ofenfeste Pfanne gut er- hitzen. Die Pfanne mit Olivenöl aussprühen.
3. Das grüne Blattgemüse und die Pilze in die Pfanne geben und zusammenfallen lassen. Die Hitze reduzieren.
4. Die Eimasse über das Gemüse gießen und langsam sto- cken lassen. Dabei gelegentlich die Ränder anheben und aufpassen, dass die Frittata nicht anbrennt.
5. Wenn das Ei fast gar ist, die Pfanne vom Herd nehmen und unter den Grill stellen. Nach einer Minute prüfen: Die Oberfläche sollte gerade zu bräunen beginnen.
6. Die Pfanne herausnehmen und wieder auf den Herd stel- len, einige Minuten stehen lassen, dann die Frittata auf einen Teller gleiten lassen. Sofort verzehren.

Varianten:
- Frittata abkühlen lassen, in Klarsichtfolie einschlagen und im Kühlschrank aufbewahren. Am Folgetag mit einem Tomaten-Kichererbsen-Salat und etwas Dressing zur Ar- beit mitnehmen.
- Die kalte Frittata in lange Streifen schneiden und damit Salate dekorieren. Die Streifen in einer verschlossenen

Frischhaltedose oder auf einem abgedeckten Teller im Kühlschrank auf Augenhöhe aufbewaren, damit man sie bei Hunger sofort entdeckt.

Nährwert:
»5 + 1« = 146 Kalorien, 25 g Protein, 0 g Kohlenhydrate, 4,4 g Fett
»3 + 1« = 112 Kalorien, 17,5 g Protein, 0 g Kohlenhydrate, 4,4 g Fett

Fisch

Fisch ist meine Lieblingsproteinquelle, denn er schmeckt, hat sehr wenige Kalorien und ist schnell zubereitet. Ich persönlich ziehe heiße Fischgerichte vor. Kalt schmeckt Fisch zwar auch, ist aber einfach nicht das, was ich mag. Abgesehen von Thunfisch natürlich.

Was bei Fisch zu beachten ist: Wer keinen Frischfisch verwendet, sollte Tiefkühlware langsam auftauen lassen. Den Tiefkühlfisch bereits am Vorabend öffnen und auf einem Teller im Kühlschrank auftauen lassen. Vor dem Kochen mit Küchenkrepp trocken tupfen. Nach Geschmack würzen, nur mit dem Salzen bitte bis nach dem Garen warten.

Gebackener Fisch

Ich sehe schon, wie Sie die Augen verdrehen. Zu kompliziert? Vertrauen Sie mir: Es ist ganz einfach.

Zutaten:
- 180 bis 240 g Fischfilet (Tilapia, Lachs, Forelle, Barsch oder Kabeljau)
- Salz und Pfeffer, nach Geschmack
- Olivenöl zum Sprühen

Zubereitung:
1. Eine nicht zu große ofenfeste Form im Backofen auf etwa 250 °C vorheizen.
2. Den Fisch von beiden Seiten pfeffern und mit sonstigen Gewürzen nach Geschmack würzen.
3. Ein Stück Alufolie mit Öl besprühen und den Fisch darauf legen.
4. Die Folie mit dem Fisch in die heiße Form im Ofen legen. Zehn bis 15 Minuten backen. Sie brauchen den Fisch nicht zu wenden; er wird auf der Folie rundum gar.
5. Herausnehmen, eine Minute ruhen lassen und dann verwenden, zum Beispiel:
- auf einem großen Blattsalat oder einem Teller mit gebackenem Gemüse,
- für ein Fischsandwich in Salatwrap und Tomatensauce,
- für eine Fischsuppe (in einen großen Teller salzarme Hühnerbrühe mit Gemüse geben),
- zerkrümeln und mit Vollkornnudeln und gebackenen Tomaten mischen.

Nährwert pro 180 Gramm ca.:
Barsch 165 Kalorien, 30 g Protein, 0 g Kohlenhydrate, 4 g Fett

Forelle 140 Kalorien, 30 g Protein, 0 g Kohlenhydrate, 1,1 g Fett

Granatbarsch 150 Kalorien, 32 g Protein, 0 g Kohlenhydrate, 1,4 g Fett

Kabeljau 140 Kalorien, 30 g Protein, 0 g Kohlenhydrate, 1,1 g Fett

Lachs 202 Kalorien, 35 g Protein, 0 g Kohlenhydrate, 5,8 g Fett

Tilapia 198 Kalorien, 32 g Protein, 0 g Kohlenhydrate, 3,4 g Fett

Thunfischsalat für Eilige

Zutaten:
- 40 g Kichererbsen, Kidneybohnen oder weiße Bohnen aus der Dose, abgespült und abgetropft
- 2 EL Zwiebel, fein gewürfelt
- 1 Tomate, gewürfelt
- 1 EL frische Petersilie oder frisches Basilikum
- 1 TL Olivenöl
- 2 EL Zitronensaft
- 1 Prise Salz
- 1 Prise schwarzer Pfeffer
- 2 hart gekochte Eiweiße, in Streifen
- 180 bis 240 g Thunfisch aus der Dose, im eigenen Saft

Zubereitung:
1. Alle Zutaten bis auf Eiweiße und Thunfisch in eine Salatschüssel geben. Vorsichtig vermengen.
2. Mit Thunfisch und Eierstreifen belegen.

Gut zum Mitnehmen geeignet. Wer auf einen frischen Atem achten muss, sollte die Zwiebeln weglassen.

Nährwert:
331 Kalorien, 47 g Protein, 18 g Kohlenhydrate, 6,5 g Fett

Geflügel

In meinen Vorschlägen komme ich immer wieder auf gewürfeltes Hühnerfleisch zu Salaten oder zu gebackenem Gemüse zurück. Das folgende Rezept ist sehr zu empfehlen. Sie können das Huhn vor dem Backen auch mit meiner Senfsauce bestreichen (siehe Seite 223). In jedem Fall sollten Sie die Hähnchenbrust im ersten Monat jedes Wochenende nach diesem Rezept zubereiten.

Gebackenes Huhn mit frischen Kräutern

Zutaten:
- ½ EL gemischte frische Kräuter (Majoran, Oregano, Petersilie, Schnittlauch, Thymian)
- 2 TL Zitronensaft
- 1 TL Olivenöl
- 150 g Hähnchenbrust ohne Haut und Knochen

Zubereitung:

1. Den Ofen auf 175 °C vorheizen.
2. Alle Zutaten bis auf das Huhn in einer kleinen Schüssel gut verrühren.
3. Das Huhn in der Marinade wenden. In eine Backform legen und ca. 15 Minuten backen, bis es in der Mitte nicht mehr rosa ist.

Nährwert:
138 Kalorien, 27 g Protein, 2,8 g Kohlenhydrate, 1,5 g Fett

Putenfrikadellen
Für 4 Portionen

Ich sagte bereits, dass Sie von diesen köstlichen Minifrikadellen jede Menge bekommen, wenn Sie meine Tagespläne befolgen. Wenn Sie ein paar davon zum Essen verzehren, bitte immer in ein Salatblatt einschlagen, nicht auf ein Brötchen legen.

Naturreis ist ein guter Ersatz für normale Panade aus Mehl oder Paniermehl.

Zutaten:
- 450 g Putenhackfleisch, extra mager
- 3 Knoblauchzehen, zerdrückt
- 2 EL Zwiebel, fein gewürfelt
- 4 EL frische Petersilie, fein gehackt

- ½ TL Salz
- ½ TL schwarzer Pfeffer, frisch gemahlen
- ½ TL Oregano, getrocknet
- 1 großes Ei, verrührt
- 75 g Naturreis, gekocht und abgekühlt
- Olivenöl zum Sprühen

Zubereitung:
1. Alle Zutaten in einer großen Schüssel zu einem Teig ver-arbeiten und daraus etwa 30 daumendicke Fleischbäll-chen formen.
2. Eine beschichtete Pfanne großzügig mit Olivenöl aus-sprühen.
3. Die Minifrikadellen unter gelegentlichem Wenden fünf bis sechs Minuten rundum anbraten. Wenn die Pfanne zu klein ist, nacheinander zubereiten.

Alternative: Nachdem alle Fleischbällchen gebraten sind, ein Glas salzarme Marinara- oder Tomatensauce (möglichst Bio und zuckerarm) in die Pfanne geben. 20 Minuten leicht ko-chen, dann abkühlen lassen und kalt servieren. Die Puten-frikadellen in Sauce schmecken allein, aber auch zu Quinoa, Emmer oder Vollkornnudeln zum Mittagessen oder zu Spa-ghettikürbis und anderem Gemüse am Abend.

Nährwert pro Portion:
213 Kalorien, 24 g Protein, 8 g Kohlenhydrate, 9,6 g Fett

Rindfleisch

Magerer Burger

Zutaten:
- 120 g Rinderhack (Tartar)
- 1 TL Rosmarin, gehackt
- 2 TL Barbecuesauce
- zerstoßene Pfefferkörner

Zubereitung:
Das Fleisch in einer Schüssel mit den übrigen Zutaten verkneten. Einen flachen Burger formen und in einer Pfanne
mindestens zwei Minuten pro Seite anbraten.

Dazu gibt es einen Salat aus vier Handvoll Blattsalat, ½ Tomate (in Scheiben) und Brokkoli aus der Pfanne (siehe Rezept Seite 221).

Nährwert pro Burger:
247 Kalorien, 40 g Protein, 3,2 g Kohlenhydrate, 9 g Fett

Hülsenfrüchte

Harper-Hummus, garantiert ölfrei
Für 6 Portionen zu jeweils etwa 6 EL

Zutaten:
- 2 EL frischer Zitronensaft
- ¼ TL Salz
- 1 Dose (450 g) Kichererbsen, abgespült und abgetropft
- ½ Knoblauchzehe, geviertelt
- 60 ml salzarme Gemüsebrühe (oder Wasser) zum Verdünnen

Zubereitung:
Alle Zutaten in den Mixer geben und zu einer weichen Masse verarbeiten.

Hummus ist im Kühlschrank in einer luftdichten Frischhaltedose bis zu fünf Tage haltbar.

Nährwert pro Portion:
97,5 Kalorien, 4 g Protein, 18,7 g Kohlenhydrate, 1 g Fett

Gemüse

Wir kommen jetzt zu dem, was die Mehrheit meiner Leser in den letzten Jahren eher nicht in Massen genossen hat – sonst wären sie jetzt wohl besser in Form und weniger am Abnehmen interessiert.

Auch hier werden Sie sehen, dass wir viel aufs Backen zurückgreifen. Diese Methode sollten Sie wirklich ausprobieren. Es gibt aber auch Pfannengerichte. Mit meiner Gemüsepfanne haben die *Biggest Loser*-Teilnehmer mehr Gewicht verloren als mit jedem anderen Gericht. Das meiste Gemüse kann man natürlich auch roh oder leicht gedünstet essen. Hauptsache, Sie essen mehr davon.

Standard-Abendsalat
Hier dürfen Sie nach Lust und Laune kombinieren! Je bunter, desto mehr Nährstoffe!

Zutaten:
- 4 Handvoll Blattsalat (beliebige Sorten)
- Je 50 g Gemüse, vier verschiedene Sorten (z. B. Tomaten, Karotten, Sellerie, Erbsen, Paprika, Zwiebeln)

Zubereitung:
Diesen Salat können Sie mit jeglichen gebackenen Proteinen aus diesem Buch anreichern und mit einer meiner Vinaigrettes beträufeln.

Nährwert:

51 Kalorien, 2 g Protein, 10 g Kohlenhydrate, 0,5 g Fett

Bobs Spezialsalat

Zutaten:

- Eine Riesenportion Spinat, Salat und Rucola (so viel Sie mögen!)
- Eine Riesenportion geraspelte Möhren und gewürfelte Tomaten
- 15 g geriebener Parmesan
- 3 hart gekochte Eiweiße, in Streifen
- 150 g gegartes Hähnchenfleisch, gewürfelt
- Balsamico-Dressing (siehe Seite 222)

Zubereitung:

Das Gemüse in einer Salatschüssel mischen. Mit Käse, Eiweiß und Huhn belegen und mit Dressing beträufeln.

Nährwert:

Hier brauchen Sie nur die Kalorien aus den Proteinen und dem gewählten Dressing zu berücksichtigen. Die müssen Sie mitzählen, aber beim Gemüse dürfen Sie nach Herzenslust zugreifen.

Bobs große Gemüsepfanne
Für 4 Portionen

Dieses Gericht könnte am fleischlosen Tag (siehe Regel 12) Ihr Standardmittagessen werden (mit der Quinoa) oder Ihr Lieblingsabendessen (ohne Quinoa). Mit gebratener Hähnchenbrust (450 g) oder Shrimps wird aus dem eigentlich vegetarischen Gericht eine Hähnchen- oder Shrimpspfanne.

Zutaten:
- Olivenöl zum Sprühen
- 6 bis 10 Shiitake-Pilze
- 3 Knoblauchzehen, zerdrückt
- Mindestens 500 g gemischtes Gemüse in Streifen (zum Beispiel Brokkoli, Möhren, junger Mais, Spargel, grüne Erbsen und Bohnensprossen)
- 30 g Cashewnüsse
- 2 EL Jalapeños, fein gehackt
- 1 TL Paprikapulver, scharf oder edelsüß
- 1 EL frischer Limettensaft
- 160 g Quinoa, gekocht

Zubereitung:
1. Eine Pfanne mit Olivenöl aussprühen und auf mittlerer Stufe erhitzen.
2. Pilze hinzufügen und vier Minuten anbraten.
3. Das restliche Gemüse, Knoblauch, Jalapeños und Paprikapulver hinzugeben. Etwa fünf Minuten mitgaren, gelegentlich umrühren.

4. Sobald das Gemüse gar ist, den Limettensaft zugeben.
5. Die gekochte Quinoa obenauf schichten.

Nährwert pro Portion ohne Huhn (mittags):
257 Kalorien, 11 g Protein, 40 g Kohlenhydrate, 7 g Fett

Nährwert pro Portion mit Huhn (mittags):
382 Kalorien, 37 g Protein, 40 g Kohlenhydrate, 9 g Fett

Nährwert pro Portion ohne Huhn und ohne Quinoa (abends):
76 Kalorien, 3 g Protein, 8 g Kohlenhydrate, 4 g Fett

Nährwert pro Portion mit Huhn, aber ohne Quinoa (abends):
201 Kalorien, 29 g Protein, 9 g Kohlenhydrate, 6 g Fett

In den Tagesplänen sehen Sie, dass ich bei diesem Rezept zwischen der Mittagsversion und der Abendversion unterscheide. Mittags ist Quinoa erlaubt, abends nicht. (Keine Kohlenhydrate nach 14 Uhr!)

Gebackene Yamspuffer
Für 1 Portion

Zutaten:
• 150 g Yams, in kleinen Würfeln oder grob geraspelt (alternativ: Süßkartoffeln)

- 1 Prise Salz
- Frisch gemahlener schwarzer Pfeffer
- 1 TL getrocknete Kräuter nach Belieben
- Olivenöl zum Sprühen

Zubereitung:
1. Den Ofen auf 200 °C vorheizen.
2. Yamswürfel und Gewürze in einer Schüssel mischen, mehrfach mit Öl besprühen und in großen Tupfen auf einem Stück Alufolie oder auf einem Backblech verteilen.
3. 30 Minuten backen. Die Puffer sind gar, wenn ein Messer widerstandslos durch die Yamsmasse gleitet.

Nährwert:
158 Kalorien, 2 g Protein, 37 g Kohlenhydrate, 2 g Fett

Gebackene Tomaten
Für 4 Portionen

Zutaten:
- 1,25 kg reife Tomaten
- Je 1 Prise Salz und frisch gemahlener Pfeffer
- 1 EL Olivenöl
- 1 Knoblauchknolle, quer halbiert und mit Olivenöl besprüht
- 1 EL frische Kräuter, gehackt

Zubereitung:

1. Den Ofen auf 230 °C vorheizen.
2. Die Tomaten halbieren, salzen, pfeffern und mit Öl beträufeln.
3. Tomaten und Knoblauch in eine ofenfeste Form legen, mit Alufolie abdecken und ca. 45 Minuten im Ofen garen.
4. Herausnehmen, abkühlen lassen, den Knoblauch aus der Schale drücken und mit Tomaten und frischen Kräutern vermengen.

Verwendung:

- in eine Suppe rühren,
- als Sauce oder zum Dippen,
- ergibt mit Hühnchenfleisch und Gemüse eine komplette Mahlzeit.

Nährwert pro Portion:
101 Kalorien, 3 g Protein, 16 g Kohlenhydrate, 5 g Fett

Gebackene Aubergine
Für 4 Portionen

Zutaten:

- 900 g Auberginen, gewürfelt
- Olivenöl zum Sprühen
- 2 EL frische Kräuter, fein gehackt

Zubereitung:

1. Den Ofen auf 230 °C vorheizen.
2. Die Auberginen mit Öl besprühen.
3. Auberginenwürfel in eine ofenfeste Form geben, 45 Minuten im Ofen backen, alle 15 Minuten wenden.
4. Aus dem Ofen nehmen und mit frischen Kräutern bestreuen.

Verwendung:

- mit gebackenen Tomaten (siehe vorheriges Rezept) für eine Ratatouille oder einen Gemüseeintopf,
- püriert zu Fleisch oder zum Dippen,
- mit Minze, einer Prise Rohrzucker und Zitronensaft als kalten Salat servieren.

Nährwert pro Portion:
59 Kalorien, 2,5 g Protein, 14 g Kohlenhydrate, 0,4 g Fett

Gegrillter Spargel
Für 4 Portionen

Zutaten:

- 1 Bund Spargel
- Olivenöl zum Sprühen
- Salz und Pfeffer
- ½ EL getrocknete Kräuter nach Wahl

Zubereitung:
1. Den Spargel schälen, holzige Enden abschneiden. Mit Öl besprühen.
2. Spargel fünf bis zehn Minuten auf den vorgeheizten Grill (oder unter den Grill im Ofen) legen und wenden, bis er weich wird.
3. Mit Salz, Pfeffer und Kräutern würzen.

Verwendung:
• mittags als Salat, dazu gewürfelte Eiweiße, etwas Zitrone oder Senf und ein paar Pistazien,
• als Füllung fürs Omelett,
• als Beilage zu Fisch oder Geflügel.

Nährwert pro Portion:
17 Kalorien, 1,5 g Protein, 3 g Kohlenhydrate, 0,5 g Fett

Gebackener Blumenkohl
Für 4 Portionen

Zutaten:
• 1 großer Kopf Blumenkohl (oder ein Beutel vorbereitete Röschen)
• Olivenöl zum Besprühen
• Salz und Pfeffer
• 1 EL geriebener Parmesan
• Chiliflocken nach Belieben

Zubereitung:

1. Den Ofen auf 230 °C vorheizen.
2. Den Blumenkohl in Röschen teilen und diese drei Minuten in kochendem Wasser al dente kochen.
3. Herausnehmen, abtropfen, trocken tupfen und in eine ofenfeste Form geben.
4. Mit Olivenöl besprühen, salzen, pfeffern.
5. Zehn bis 15 Minuten im Ofen backen, bis die Oberfläche zu bräunen beginnt.
6. Mit Parmesan bestreuen, weitere zwei Minuten garen, herausnehmen und sofort – nach Belieben mit Chiliflocken bestreut – servieren.

Verwendung:

- zu Steak oder Fisch.
- zerdrückt als Kartoffelbreiersatz.
- püriert mit einigen Esslöffeln Milch zum Anrichten von gebackener Hähnchenbrust.
- püriert mit salzarmer Hühnerbrühe als Blumenkohlsuppe.

Nährwert pro Portion:
58 Kalorien, 4,7 g Protein, 11 g Kohlenhydrate, 0,8 g Fett

Brokkoli oder Spargelbrokkoli aus der Pfanne
Für 4 Portionen

Zutaten:
- 1 großer Kopf Brokkoli oder 1 Bund Spargelbrokkoli
- 2 Knoblauchzehen, in dünnen Scheiben
- 1 TL Olivenöl
- Salz und Pfeffer, nach Geschmack

Zubereitung:
1. Den Brokkoli in kleine Röschen teilen. Von Spargelbrokkoli die holzigen Enden abschneiden und die Stangen in 5 cm lange Stücke brechen.
2. Das Gemüse drei Minuten in kochendem Wasser garen, herausheben und abtropfen lassen.
3. Knoblauch mit Öl in einer Pfanne erhitzen und den Brokkoli darin drei Minuten sanft anbraten.
4. Nach Geschmack würzen.

Verwendung:
- als Füllung für »5 + 1« Omelettes,
- mit salzarmer Brühe püriert als gesunde, herzhafte grüne Suppe,
- als Gemüsezugabe zu Vollkornnudeln oder Emmer.

Nährwert pro Portion:
54 Kalorien, 4,6 g Protein, 8 g Kohlenhydrate, 1,7 g Fett

Dressings und Saucen

Balsamico-Dressing
Für 1 Portion

Zutaten:
- 1 EL Balsamico-Essig
- 1 TL Dijonsenf
- 2 TL frisch gepresster Zitronensaft

Zubereitung:
Die Zutaten mit dem Schneebesen aufschlagen und über den Salat träufeln oder fünf Minuten vor Ende der Backzeit über gebackenes Gemüse geben.

Nährwert:
20 Kalorien, 0,1 g Protein, 4,6 g Kohlenhydrate, 0 g Fett

Chili-Dressing

Zutaten:
- 1 TL fein gehackte Frühlingszwiebeln (nur das Grün)
- 1 EL Reisweinessig
- ½ TL Tamari-Sojasauce
- 1 Msp. Knoblauch, fein gehackt
- 1 Msp. Ingwer, fein gehackt
- 1 Prise roter Pfeffer, zerdrückt, oder Pfefferflocken

Zubereitung:
Die Zutaten mit dem Schneebesen aufschlagen und über gemischten grünen Salat geben.

Nährwert:
3 Kalorien, 0,5 g Protein, 0,5 g Kohlenhydrate, 0 g Fett

Dieses Dressing hat zwar unglaublich wenige Kalorien, aber die Tamari-Sauce ist ziemlich salzig. Wenn Sie die Menge also für eine größere Portion Salat verdoppeln oder verdreifachen, müssen Sie den Salzgehalt berücksichtigen. Essen Sie pro Mahlzeit nicht mehr als eine Portion.

Vinaigrette mit Senf

Zutaten:
- 1 EL Weißweinessig
- 2 TL Dijonsenf
- 1 TL Agavensaft

Zubereitung:
Die Zutaten mit dem Schneebesen aufschlagen und über den Salat träufeln oder fünf Minuten vor Ende der Backzeit über gebackenes Gemüse geben.

Nährwert:
38 Kalorien, 0 g Protein, 7 g Kohlenhydrate, 0 g Fett

Pesto
Für 4 Portionen

Zutaten:
- 1 großes Bund frisches Basilikum
- 1 EL geriebener Parmesan
- 1 Knoblauchzehe
- ½ EL frischer Zitronensaft
- 60 ml salzarme Gemüsebrühe
- 2 EL Walnüsse, Cashewnüsse oder Pinienkerne, gehackt

Zubereitung:
Alle Zutaten im Mixer zerkleinern.

Nährwert:
26 Kalorien, 1,1 g Protein, 1,8 g Kohlenhydrate, 1,8 g Fett

Senfsauce

Zutaten:
- 30 g Joghurt (0,1 Prozent Fett)
- 2 TL Dijonsenf
- 1 TL Agavensaft
- ½ TL Knoblauch, fein gehackt

Zubereitung:
Alle Zutaten in einer kleinen Schüssel verrühren. Gebackenes Huhn, Steak oder Schweinebraten damit würzen.

Nährwert:
45 Kalorien, 2 g Protein, 5,6 g Kohlenhydrate, 0 g Fett

Drei unverzichtbare Hilfsrezepte

Der Skinny!-Joghurtshake

Zutaten:
- 250 g frische Beeren der Saison (z. B. Erdbeeren, Heidelbeeren, Brombeeren, Himbeeren)
- 250 g Joghurt (0,1 Prozent Fett)
- 360 ml Wasser oder Mandelmilch (ich verwende je 180 ml Wasser und Mandelmilch gemischt – probieren Sie selbst, was Ihnen schmeckt)

Zubereitung:
Alle Zutaten im Mixer zerkleinern, aufschäumen und genießen.

Nährwert mit Mandelmilch:
319 Kalorien, 16 g Protein, 46 g Kohlenhydrate, 9 g Fett

Bob's Mean Green Drink

Für 1 Hauptmahlzeit oder 2 Frühstückspausen

Zutaten:
- 2 EL Proteinpulver
- 2 Handvoll frischer Grünkohl
- 2 Handvoll Tiefkühlspinat
- 80 g Heidelbeeren
- ½ kleine Banane
- 75 g gefrorene Ananas
- 600 ml Wasser

Zubereitung:
Alle Zutaten in den Mixer geben und gründlich zerkleinern.
Nährwert:
340 Kalorien, 14 g Ballaststoffe

Selbst gekochte Brühe

Eine gute Brühe ist die Grundlage für Suppen aller Art und entspricht unbedingt den Regeln. Brühe ist kalorienarm, nährstoffreich, vielseitig und leicht zu verwenden. Außerdem wird man davon schön satt, weil sie im Magen viel Raum einnimmt. Halten Sie Ausschau nach salzarmer Hühnerbrühe aus dem Glas und legen Sie davon einen Vorrat an. Oder kochen Sie Ihre Brühe selbst:

1. Ein ganzes Suppenhuhn auftauen, in einen großen Topf geben und vollständig mit Wasser bedecken.

2. Aufkochen, den Schaum abschöpfen und vier Stunden leicht kochen lassen.
3. Das Huhn aus dem Topf heben und abkühlen lassen. Die Brühe ist verzehrfertig. Von dem Huhn können Sie das Fleisch auslösen und anschließend beliebig für Suppen, Salatwraps und Salate verwenden.

Meine Lieblingsbrühe ist Brühe aus gebackenen Tomaten (siehe unten). Sie eignet sich nicht nur für Suppen, sondern auch zum Garen von Fisch: Ein paar Tassen in der Pfanne erhitzen und den Fisch darin maximal zehn Minuten garen. Das ist einfach und der Mühe wert.

Zubereitung:
1. Den Ofen auf 230 °C vorheizen.
2. 1 kg Tomaten in eine große Backform geben und eine Stunde im Ofen backen.
3. Herausnehmen, abkühlen lassen und zur gewünschten Dicke pürieren. Eine dünnere Konsistenz eignet sich besser für Brühe und zum Kochen; eine dickere ist ein guter Ketchupersatz für Putenburger.

Noch mehr Rezepte für Skinny!-Fans

Erinnern Sie sich an meine Aussage »Keine Omega-3-Zitronenparfaits«? Die werde ich Ihnen in der Tat ersparen, aber die folgenden Rezepte sollten Sie der Vielfalt halber auf jeden Fall ausprobieren. Ich verrate Ihnen ein paar meiner Lieblingsrezepte für morgens, mittags und abends. Fangen Sie am besten mit einem Frühstücksrezept an, zum Beispiel am Wochenende, wenn Sie mehr Zeit haben.

Energie am Morgen

Das perfekte Frühstückssandwich

Zutaten:
- 30 g salzarmer Putenschinken (oder Sojaburger)
- Olivenöl zum Sprühen
- 3 Eiweiße
- 2 Scheiben Vollkorntoast
- 1 Handvoll frischer Spinat
- 1 dicke Scheibe Tomate

Zubereitung:
1. Putenschinken erhitzen oder Sojaburger nach Packungs-anweisung zubereiten. Für das Sandwich beiseitestellen.
2. Eine Pfanne mit Olivenöl aussprühen. Auf mittlerer Stufe erhitzen.
3. Die Eiweiße in die Pfanne geben. Zu Rührei verarbeiten.
4. In der Zwischenzeit das Brot toasten.
5. Wenn alles fertig ist, eine Scheibe Toast mit Spinat, To-mate, Ei und Schinken oder Sojaburger belegen. Die an-dere Scheibe darüberklappen. Das Sandwich diagonal hal-bieren.

Nährwert:
420 Kalorien, 26 g Protein, 49 g Kohlenhydrate, 13 g Fett

Grüne Eier mit Kochschinken

Zutaten:
- Olivenöl zum Sprühen
- 2 dünne Scheiben Putenschinken
- 1 TL Olivenöl, extra vergine
- ½ EL frisches Basilikum, fein gehackt
- ½ EL frische Petersilie, fein gehackt
- 1 Handvoll frischer Spinat, gehackt
- 1 Omelettmischung (»5 + 1«/»3 + 1«; siehe Seite 201)
- 2 TL geriebener Parmesan
- 1 Scheibe Vollkorntoast

Zubereitung:
1. Eine Pfanne mit Olivenöl aussprühen.
2. Auf mittlerer Stufe erhitzen. Den Schinken in etwa zwei Minuten von beiden Seiten kross anbraten.
3. Den Schinken aus der Pfanne nehmen und beiseitestellen. Die Pfanne mit Küchenkrepp auswischen.
4. Erst das Olivenöl, dann Kräuter und Spinat in die Pfanne geben. Einige Minuten dünsten, bis der Spinat leicht zusammenfällt. Die Eimischung über den Spinat gießen und zu Rührei verarbeiten.
5. Zum Schluss mit Parmesan bestreuen, vom Herd nehmen und zum Toast servieren.

Nährwert:
»5 + 1« = 272 Kalorien, 29 g Protein, 15 g Kohlenhydrate, 8,4 g Fett
»3 + 1« = 236 Kalorien, 22 g Protein, 15 g Kohlenhydrate, 8,4 g Fett

Kräuteromelett

Zutaten:
• Olivenöl zum Sprühen
• 1 Omelettmischung (»5 + 1«/»3 + 1«; siehe Seite 201)
• 1 TL frischer Schnittlauch, gehackt
• 1 TL frische Petersilie, gehackt
• 1 TL frisches Basilikum, gehackt
• 1 TL frischer Oregano, gehackt

Zubereitung:
1. Eine Pfanne mit Olivenöl aussprühen und auf mittlerer Stufe erhitzen.
2. Die Eimasse mit den frischen Kräutern verrühren.
3. Die Eier in die Pfanne gießen und langsam stocken lassen; dabei gelegentlich die Ränder anheben und das Flüssige zur Seite laufen lassen.
4. Nach drei Minuten das Omelett wenden.
5. Zwei Minuten stocken lassen. Das fertige Omelett auf einen Teller gleiten lassen.

Nährwert:
»5 + 1« = 146 Kalorien, 25 g Protein, 0 g Kohlenhydrate, 4,4 g Fett
»3 + 1« = 112 Kalorien, 17,5 g Protein, 0 g Kohlenhydrate, 4,4 g Fett

Rührei mit Spargel und Pilzen

Zutaten:
- Olivenöl zum Sprühen
- 4 braune Champignons, gehackt
- 3 Stangen Spargel, in kurzen Stücken
- ½ EL Schalottenwürfel
- 1 TL Tamari-Sojasauce
- 1 Omelettmischung (»5 + 1«/»3 + 1«; siehe Seite 201)

Zubereitung:

1. Eine Pfanne mit Olivenöl aussprühen. Auf mittlerer Stufe erhitzen.
2. Pilze, Spargel und Schalottenwürfel hineingeben und etwa vier Minuten garen.
3. Mit Tamarisauce beträufeln und so lange rühren, bis alles absorbiert ist.
4. Die Eimasse hinzufügen und zu Rührei verarbeiten.

Nährwert:

»5 + 1« = 164 Kalorien, 27 g Protein, 3,6 g Kohlenhydrate, 4,6 g Fett

»3 + 1« = 131 Kalorien, 20,5 g Protein, 3,6 g Kohlenhydrate, 4,6 g Fett

Italienisches Eiersandwich

Zutaten:

- Olivenöl zum Sprühen
- 1 Omelettmischung (»5 + 1«/»3 + 1«; siehe Seite 201)
- ½ EL frisches Basilikum, gehackt
- 1 EL geriebener Parmesan
- 40 g rote Paprika, gewürfelt
- ½ kleine Kirschtomate, gewürfelt
- 1 kleines Vollkornbrötchen

Zubereitung:

1. Eine Pfanne mit Olivenöl aussprühen.
2. Die Eier mit Basilikum und Parmesan verrühren. Beiseitestellen.
3. Pfanne auf mittlerer Stufe erhitzen. Paprika- und Tomatenwürfel hineingeben und etwa vier Minuten garen.
4. Die Eimasse hinzufügen und zu Rührei verarbeiten.
5. Das Brötchen toasten, das Ei darauf anrichten.

Nährwert:

»5 + 1« = 317 Kalorien, 33 g Protein, 30 g Kohlenhydrate, 7,5 g Fett

»3 + 1« = 283 Kalorien, 26 g Protein, 30 g Kohlenhydrate, 7,5 g Fett

Rancheier

Zutaten:

- 2 Vollkornweizentortillas (15 cm Durchmesser)
- Olivenöl zum Sprühen
- 1 Omelettmischung (»5 + 1«/»3 + 1«; siehe Seite 201)
- 4 EL ungesalzene schwarze Bohnen (aus der Dose)
- 4 EL grüne Salsa
- 4 EL Avocadostreifen

Zubereitung:

1. Tortillas im Toaster kross rösten oder bei 175 °C fünf Minuten im Ofen aufbacken.
2. Eine Pfanne mit Olivenöl aussprühen.
3. Pfanne auf mittlerer Stufe erhitzen. Die Eimasse hinzufügen und zu Rührei verarbeiten.
4. Das Ei auf den Tortillas anrichten.
5. Schwarze Bohnen und Salsa in die Pfanne geben und erhitzen.
6. Bohnen und Salsa auf die Tortillas mit dem Ei geben. Mit Avocado garnieren.

Nährwert:
»5 + 1« = 469 Kalorien, 43 g Protein, 43 g Kohlenhydrate, 18 g Fett
»3 + 1« = 435 Kalorien, 35 g Protein, 43 g Kohlenhydrate, 18 g Fett

Fitmacher-Frühstück

Zutaten:
- Olivenöl zum Sprühen
- 2 Scheiben salzarmer Putenschinken
- 3 Eiweiße
- 1 Tomate, gewürfelt
- 4 EL Avocadostreifen
- 1 Scheibe Vollkorntoast

Zubereitung:
1. Eine Pfanne mit Olivenöl aussprühen.
2. Pfanne auf mittlerer Stufe erhitzen. Den Putenschinken in etwa zwei Minuten von beiden Seiten kross anbraten.
3. Schinken aus der Pfanne nehmen, abkühlen lassen und zerkrümeln.
4. Die Pfanne mit Küchenkrepp auswischen. Die Eiweiße in der Pfanne mit den Tomatenwürfeln und dem Schinken zu Rührei verarbeiten.
5. Auf einem Teller anrichten und mit Avocadostreifen garnieren. Dazu gibt es den Toast.

Nährwert:
349 Kalorien, 21 g Protein, 29 g Kohlenhydrate, 16 g Fett

Feurige Frühstückspita

Zutaten:
- Olivenöl zum Sprühen
- 75 g Spargel, gegart, gewürfelt
- 1 Omelettmischung (»5 + 1«/»3 + 1«; siehe Seite 201)
- 30 g Mozzarella
- 1 Vollkornweizenpita

Zubereitung:
1. Eine Pfanne mit Olivenöl aussprühen.
2. Pfanne auf mittlerer Stufe erhitzen. Den Spargel hinzugeben.

3. Eimasse und Käse hinzufügen. Zu Rührei verarbeiten.
4. Die Pita aufwärmen und mit dem Rührei füllen.

Nährwert:
»5 + 1« = 404 Kalorien, 38 g Protein, 36 g Kohlenhydrate, 11,4 g Fett
»3 + 1« = 370 Kalorien, 30,5 g Protein, 36 g Kohlenhydrate, 11,4 g Fett

Frühstückswrap Caprese

Zutaten:
- Olivenöl zum Sprühen
- 1 Omelettmischung (»5 + 1«/»3 + 1«; siehe Seite 201)
- 1 EL frisches Basilikum, gehackt
- 1 Vollkornweizentortilla (25 cm Durchmesser)
- ½ kleine Kirschtomate, in Scheiben
- 60 g Mozzarella

Zubereitung:
1. Eine Pfanne mit Olivenöl aussprühen.
2. Pfanne auf mittlerer Stufe erhitzen. Eier und Basilikum hinzufügen. Zu Rührei verarbeiten.
3. Die Tortilla damit füllen, mit Tomate und Mozzarella garnieren.
4. Zu einem Burrito einschlagen.

Nährwert:
288 Kalorien, 18 g Protein, 28 g Kohlenhydrate, 12 g Fett

Frittata mit Süßkartoffeln und Kräutern

Zutaten:
- Olivenöl zum Sprühen
- 2 EL rote Zwiebel, fein gewürfelt
- 40 g rote Paprika, in dünnen Streifen
- 40 g Süßkartoffel, geraspelt
- 1 Omelettmischung (»5 + 1«/»3 + 1«; siehe Seite 201)
- 1 EL frisches Basilikum, gehackt
- 1 TL frischer Rosmarin, fein gehackt

Zubereitung:
1. Den Grill im Backofen vorheizen.
2. In der Zwischenzeit eine große ofenfeste Pfanne gut erhitzen. Die Pfanne mit Olivenöl aussprühen.
3. Zwiebel, Paprika und Süßkartoffel in der Pfanne fünf Minuten anschwitzen. Die Hitzezufuhr zurückstellen.
4. Die Eimasse mit den Kräutern über das Gemüse gießen und langsam stocken lassen. Dabei gelegentlich die Ränder anheben und aufpassen, dass die Frittata nicht anbrennt.
5. Wenn das Ei fast gar ist, die Pfanne vom Herd nehmen und unter den Grill stellen. Nach einer Minute prüfen: Die Oberfläche sollte gerade zu bräunen beginnen.
6. Die Pfanne herausnehmen und wieder auf den Herd stellen, einige Minuten stehen lassen, dann servieren.

Nährwert:
»5 + 1« = 203 Kalorien, 27 g Protein, 13 g Kohlenhydrate, 4,6 g Fett
»3 + 1« = 169 Kalorien, 19 g Protein, 13 g Kohlenhydrate, 4,6 g Fett

Frühlingsomelett mit Toast

Zutaten:
- Olivenöl zum Sprühen
- 1 Omelettmischung (»5 + 1«/»3 + 1«; siehe Seite 201)
- 1 kleine Tomate, gewürfelt
- 1 halbe kleine Zucchini, gewürfelt
- 40 g rote Paprika, gewürfelt
- 1 Handvoll frischer Spinat, gehackt
- 1 Scheibe Vollkorntoast oder Vollkornbrot

Zubereitung:
1. Eine mittelgroße Pfanne mit Olivenöl aussprühen. Auf mittlerer Stufe erhitzen.
2. Das Gemüse in die Eimasse geben.
3. Die Eimasse mit dem Gemüse in die Pfanne gießen. Bei mittlerer Hitzezufuhr etwa zwei Minuten braten.
4. Zusammenfalten und mit einem Spatel flach drücken.
5. Einmal wenden und eine Minute weiterbraten.
6. Dazu gibt es warmen Toast oder Vollkornbrot.

Nährwert:

»5 + 1« = 308 Kalorien, 32 g Protein, 33 g Kohlenhydrate, 6 g Fett

»3 + 1« = 274 Kalorien, 24 g Protein, 33 g Kohlenhydrate, 6 g Fett

Frühstücksquesadilla

Zutaten:
- Olivenöl zum Sprühen
- 40 g rote, gelbe oder grüne Paprika, gewürfelt
- 1 Handvoll frischer Spinat, gehackt
- 1 kleine Tomate, gewürfelt
- 1 Msp. Kreuzkümmel
- 1 Msp. Chilipulver
- 1 Omelettmischung (»5 + 1«/»3 + 1«; siehe Seite 201)
- 2 Vollkornweizentortillas (15 cm Durchmesser)
- ¼ Avocado

Zubereitung:
1. Den Ofen auf 175 °C vorheizen. Eine Pfanne mit Olivenöl aussprühen und auf mittlerer Stufe erhitzen.
2. Gemüse in die Pfanne geben, würzen. Zwei Minuten anschwitzen.
3. Die Eimasse hinzufügen und zu Rührei verarbeiten.
4. Die Tortillas auf ein Backblech legen. Eine Tortilla mit der Eimasse belegen, Avocado darauflegen und mit der zweiten Tortilla zuklappen.

5. Zusammendrücken und zehn Minuten im Ofen überbacken. (Oder eine große Pfanne mit Olivenöl aussprühen und die Tortillas darin backen; mit einem Spatel immer wieder zusammendrücken.)

6. In Dreiecke schneiden und sofort verzehren.

Nährwert:

»5 + 1« = 399 Kalorien, 31 g Protein, 33 g Kohlenhydrate, 16,4 g Fett

»3 + 1« = 357 Kalorien, 23 g Protein, 33 g Kohlenhydrate, 16,4 g Fett

Beeren zum Frühstück

Zutaten:

- 40 g ungekochte Quinoa, unter kaltem Wasser abgespült
- 60 ml Mandelmilch
- ½ EL Leinsamen, geschrotet
- ¼ TL Zimt
- 75 g gemischte Beeren

Zubereitung:

1. Quinoa mit Mandelmilch und 60 ml Wasser in einen Topf geben. Kurz aufkochen.

2. Die Hitze herunterschalten und zugedeckt etwa 15 Minuten leicht köcheln lassen, bis die Quinoa locker aufgegangen ist und die meiste Flüssigkeit aufgesogen hat.

3. Leinsamen, Zimt und Beeren unterheben.

Nährwert:
216 Kalorien, 8 g Protein, 36 g Kohlenhydrate, 5 g Fett

Haferbrei mit Kürbis: Herbstfrühstück

Zutaten:
- 45 g Haferflocken (trocken abgemessen)
- 60 ml Mandelmilch oder Milch mit 0,1 Prozent Fettgehalt
- ¼ TL Zimt
- ¼ TL Muskatnuss, gemahlen
- 60 g Kürbis, püriert
- ½ EL Leinsamen, geschrotet
- 1 EL Walnüsse, Pekannüsse oder Mandeln, gehackt

Zubereitung:
1. Haferflocken, Milch, 60 ml Wasser und Gewürze in einen kleinen Topf geben. Langsam aufkochen.
2. Kürbismus, Leinsamen und gehackte Nüsse hinzugeben.
3. Durchrühren und in drei bis vier Minuten zu einem Haferbrei verkochen. Warm servieren.

Nährwert:
255 Kalorien, 9 g Protein, 34 g Kohlenhydrate, 10 g Fett

Haferbrei mit Apfel

Zutaten:
- 45 g Haferflocken (trocken abgemessen)
- 60 ml Mandelmilch
- ½ Apfel, gewürfelt
- 12 Mandeln, fein gehackt
- ¼ TL Zimt
- 1 Prise Muskat
- 1 EL Leinsamen, geschrotet

Zubereitung:
- 1. Die Haferflocken mit 60 ml Wasser, Mandelmilch und Apfelstücken etwa fünf Minuten leicht kochen lassen.
- 2. Mandeln, Zimt, Muskat und Leinsamen unterrühren. Warm servieren.

Nährwert:
212 Kalorien, 8 g Protein, 19 g Kohlenhydrate, 12 g Fett

Bananen-Heidelbeer-Proteinbomben

Zutaten:
- 45 g Haferflocken (trocken abgemessen)
- 30 g Magerquark
- 4 Eiweiße
- ½ Banane
- 1 Msp. Backpulver

- ½ TL Vanille-Extrakt
- Rapsöl zum Sprühen
- 80 g Heidelbeeren

Zubereitung:
1. Alle Zutaten bis auf die Heidelbeeren im Mixer zerkleinern.
2. Eine große Pfanne mit Rapsöl aussprühen und auf mittlerer Stufe erhitzen.
3. Die Heidelbeeren in den Teig rühren.
4. Den Teig in vier Portionen in die Pfanne geben.
5. Die Pfannkuchen bei mittlerer Hitze etwa zwei Minuten von jeder Seite backen.

Nährwert:
380 Kalorien, 38 g Protein, 51 g Kohlenhydrate, 9,2 g Fett

Bananen-Nuss-Pfannkuchen

Zutaten:
- Rapsöl zum Sprühen
- 4 große Eiweiße
- 45 g Haferflocken (trocken abgemessen)
- 4 EL Apfelmus, ungezuckert
- ½ TL Zimt
- ½ TL Vanille-Extrakt
- 1 Msp. Backpulver
- 1 Banane, in Scheiben
- 2 EL Pekannüsse, gehackt

Zubereitung:
1. Eine Pfanne mit Rapsöl aussprühen und auf mittlerer Stufe erhitzen.
2. Alle Zutaten bis auf die Bananenscheiben und Nüsse im Mixer zu einem Teig verarbeiten.
3. Banane und Nüsse unterheben.
4. Den Teig für einen großen Pfannkuchen in die Pfanne gießen.
5. Bei mittlerer Hitze ein bis zwei Minuten pro Seite backen.

Nährwert:
397 Kalorien, 24 g Protein, 34 g Kohlenhydrate, 19 g Fett

Bananen-Nuss-Muffins mit Zimt
Für 4 Muffins; 2 Portionen

Zutaten:
- 1 kleine, sehr reife Banane
- 2 TL Zimt
- 8 große Eiweiße
- 90 g Haferflocken (trocken abgemessen)
- 8 EL Apfelmus, ungezuckert
- 2 EL Walnüsse, gehackt

Zubereitung:
1. Den Ofen auf 175 °C vorheizen.
2. Die Banane in einer kleinen Schüssel mit einer Gabel zerdrücken.

3. Alle Zutaten bis auf die Walnüsse im Mixer mischen.
4. Die Walnüsse in den Teig rühren.
5. In einer Muffinform vier Mulden mit Papierförmchen auslegen.
6. Den Teig auf die vier Förmchen verteilen.
7. 20 bis 30 Minuten backen. (Stäbchenprobe durchführen)

Nährwert pro Portion:
343 Kalorien, 24 g Protein, 47 g Kohlenhydrate, 7,6 g Fett

Haferflockenküchlein mit warmen Beeren

Zutaten:
- 1 mittelgroße Süßkartoffel, vorgekocht (gewürfelt)
- 45 g Haferflocken
- 4 Eiweiße
- ¼ TL Vanille-Extrakt
- ½ TL Zimt
- 1 Msp. Muskat, gemahlen
- ½ EL Leinsamen, geschrotet
- Rapsöl zum Sprühen
- 40 g Brombeeren

Zubereitung:
1. Alle Zutaten bis auf die Brombeeren und das Öl in den Mixer geben. Zu einem Teig verarbeiten.
2. Eine große Pfanne mit Rapsöl aussprühen. Auf mittlerer Stufe erhitzen.

3. Die Beeren mit 2 EL Wasser in einem Topf erwärmen. Auf kleiner Stufe fünf Minuten leicht kochen lassen. Mit einer Gabel zerdrücken.
4. Den Teig für einen großen Pfannkuchen in die Pfanne gießen oder nacheinander mehrere kleine Küchlein backen.
5. Ein bis zwei Minuten pro Seite backen. Ergibt einen großen oder zwei bis drei kleinere Pfannkuchen. Mit warmer Beerensauce servieren.

Nährwert:
253 Kalorien, 21 g Protein, 36 g Kohlenhydrate, 3 g Fett

Mango-Heidelbeer-Parfait

Zutaten:
- 180 g Joghurt (0,1 Prozent Fett)
- ½ Mango, gewürfelt
- 80 g Heidelbeeren
- 1 EL Kürbiskerne

Zubereitung:
1. Die Hälfte des Joghurts in eine Schale füllen. Die Hälfte der Früchte und Kürbiskerne darauf verteilen.
2. Mit der zweiten Hälfte Joghurt, Früchten und Kürbiskernen bedecken.

Nährwert:
203 Kalorien, 7 g Protein, 43 g Kohlenhydrate, 1,5 g Fett

Bananen-Erdbeer-Smoothie

Zutaten:
- 180 g Joghurt (0,1 Prozent Fett)
- ½ gefrorene Banane (wenn Sie eine frische verwenden, Eis hinzufügen)
- 150 g Erdbeeren, halbiert
- 125 ml Orangensaft mit Fruchtfleisch

Zubereitung:
1. Alle Zutaten in den Mixer geben und bis zur gewünschten Konsistenz verarbeiten.
2. In ein großes Glas füllen.

Nährwert:
235 Kalorien, 7,5 g Protein, 52 g Kohlenhydrate, 1,3 g Fett

Joghurtshake mit Apfel und Beeren

Zutaten:
- ½ Apfel
- 2 Handvoll Grünkohl, frisch
- 75 g gemischte Beeren
- 1 EL Leinsamen, geschrotet
- 250 ml Mandelmilch
- mehrere Eiswürfel

Zubereitung:
Alle Zutaten im Mixer zerkleinern und in ein Glas füllen.

Nährwert:
337 Kalorien, 9 g Protein, 42 g Kohlenhydrate, 12 g Fett

Sich mittags richtig satt essen

Hier kommen ein paar meiner Lieblingsgerichte. Alle lassen sich leicht vorbereiten, und wenn Sie erst einmal den Bogen raus haben, wird es auch nicht langweilig. Und: Sie werden immer satt.

Texanisches Huhn mit Grünkohl

Zutaten:
- Olivenöl zum Sprühen
- 1 EL Zwiebel, gewürfelt
- je 1 TL getrockneter Oregano, Kreuzkümmel und Chili-pulver
- 40 g Quinoa
- 125 ml salzarme Gemüsebrühe
- 4 Handvoll Grünkohl, fein gehackt
- 40 g schwarze Bohnen, abgespült und abgetropft
- ½ Tomate, gewürfelt
- 90 g gegartes Hühnerfleisch, gewürfelt

Zubereitung:
1. Einen Topf auf mittlerer Stufe erhitzen. Mit Olivenöl aussprühen und die Zwiebel darin in vier bis fünf Minuten weich dünsten.
2. Gewürze und Quinoa hinzugeben. Zwei Minuten anschwitzen.
3. Die Brühe zugeben und bei schwacher Hitzezufuhr 10 bis 15 Minuten kochen, bis die Quinoa gar ist.
4. Den Grünkohl unterrühren und zusammenfallen lassen (in etwa zwei Minuten).
5. Bohnen, Tomaten und Hühnerfleisch unterheben, erwärmen und servieren.

Nährwert:
232 Kalorien, 29 g Protein, 22 g Kohlenhydrate, 3,5 g Fett

Chipotle-Putentacos

Zutaten:
- Olivenöl zum Sprühen
- 1 EL Zwiebel, fein gewürfelt
- ¼ rote Paprika, gewürfelt
- 90 g Putenhackfleisch, extra mager
- 1 Chipotle-Schote in Adobo (Dose), entkernt und gehackt (alternativ: 1 Jalapeño, entkernt und gehackt)
- je ¼ TL Kreuzkümmel, rote Paprikaflocken und schwarzer Pfeffer
- ½ Tomate, gewürfelt

- 2 Vollkornweizentortillas (15 cm Durchmesser)
- 1 Handvoll gemischter Salat, gehackt
- Salsa, nach Geschmack

Zubereitung:
1. Eine Pfanne mit Olivenöl aussprühen und auf mittlerer Stufe erhitzen.
2. Zwiebel und Paprika hinzugeben. Fünf Minuten leicht anbraten.
3. Putenfleisch, Chipotle, Gewürze und Tomatenwürfel zugeben. Gut durchgaren (das Fleisch darf nicht mehr rosa sein).
4. Die Masse gleichmäßig auf zwei Tortillas verteilen.
5. Mit gerupftem Salat und Salsa garnieren.

Nährwert:
340 Kalorien, 32 g Protein, 37 g Kohlenhydrate, 11 g Fett

Thunfischtacos mit Mangosalat

Zutaten:
- 120 g Thunfischfilet
- Olivenöl zum Sprühen
- Salz und Pfeffer, nach Geschmack
- ¼ Mango, gewürfelt
- ¼ Avocado, gewürfelt
- 1 EL rote Zwiebel, fein gewürfelt
- 2 TL frischer Koriander, fein gehackt

- 1 TL frischer Limettensaft
- 2 Vollkornweizentortillas (15 cm Durchmesser)
- 1 Handvoll roter Salat, geraspelt
- Salsa, nach Geschmack

Zubereitung:

1. Eine Pfanne ein bis zwei Minuten stark erhitzen. In der Zwischenzeit den Thunfisch mit etwas Olivenöl besprühen und nach Geschmack würzen (mit etwas Salz und Pfeffer).
2. Den Thunfisch etwa 45 Sekunden in der heißen Pfanne anbraten. Achtung, das wird laut und heiß.
3. Wenden und 45 bis 60 Sekunden von der anderen Seite braten. Aus der Pfanne nehmen, beiseitestellen und in dünne Streifen schneiden. (Wer den Thunfisch gut durchgegart bevorzugt, sollte bei der Garzeit 30 Sekunden zugeben.)
4. Mango, Avocado, rote Zwiebel, Koriander und Limettensaft vorsichtig vermengen.
5. Den Thunfisch teilen und auf jede Tortilla eine Hälfte setzen, mit Salat und Salsa garnieren.
6. Dazu den Mangosalat servieren.

Nährwert:

466 Kalorien, 50 g Protein, 41 g Kohlenhydrate, 15 g Fett

Spinatbolognese

Zutaten:
- 60 g ungekochte Vollkornnudeln (oder 125 g gekochte Nudeln)
- Olivenöl zum Sprühen
- 1 EL Zwiebel, fein gewürfelt
- 1 Knoblauchzehe, fein gehackt
- 120 g Putenhackfleisch
- 1 TL italienische Kräuter
- 60 ml salzarme Hühnerbrühe
- 125 ml salzarme Nudelsauce
- 2 Handvoll frischer Spinat, gehackt

Zubereitung:
1. Nudeln nach Packungsanweisung zubereiten.
2. Eine Pfanne auf mittlerer Stufe erhitzen und mit Olivenöl aussprühen. Zwiebelwürfel und Knoblauch hineingeben und ein bis zwei Minuten anbraten.
3. Putenfleisch und italienische Kräuter hinzufügen. Vermengen und garen, bis das Fleisch nicht mehr rosa ist.
4. Hühnerbrühe hinzufügen und vier Minuten leicht kochen lassen.
5. Nudelsauce unterziehen und fünf Minuten kochen lassen.
6. Spinat und Nudeln hinzufügen. Drei bis fünf Minuten erhitzen (bis der Spinat zusammenfällt).

Nährwert:
271 Kalorien, 27 g Protein, 24 g Kohlenhydrate, 9 g Fett

Putenchili

Zutaten:
- Olivenöl zum Sprühen
- 1 EL Zwiebel, gewürfelt
- 1 Knoblauchzehe, zerdrückt
- ½ rote Paprika, gewürfelt
- ½ kleine Zucchini, gewürfelt
- 120 g Putenhackfleisch
- ¼ TL Kreuzkümmel
- ¼ TL Chilipulver
- ¼ TL schwarzer Pfeffer
- 1 Dose pürierte Tomaten (420 ml)
- 125 ml salzarme Gemüsebrühe
- 4 Handvoll Grünkohl, fein gehackt

Zubereitung:
1. Eine Pfanne mit Olivenöl aussprühen. Zwiebel, Knoblauch, Paprikawürfel und Zucchini hineingeben. Vier bis fünf Minuten anschwitzen.
2. Putenfleisch und Gewürze hinzugeben. Weitere vier Minuten anbraten.
3. Pürierte Tomaten und Brühe hinzufügen. Kräftig erhitzen, bis die Masse beinahe kocht, dabei häufig umrühren.
4. Hitzezufuhr herunterschalten, zudecken und zehn Minuten leicht kochen lassen. Wenn die Sauce zu dick wird, eventuell etwas Wasser oder Brühe nachgießen.
5. Vom Herd nehmen und den Grünkohl unterziehen, bis er zusammenfällt.

Nährwert:
315 Kalorien, 30 g Protein, 33 g Kohlenhydrate, 9 g Fett

Putenpita Gärtnerin

Zutaten:
- 1 Vollkornweizenpita
- 1 TL Dijonsenf
- 1 EL Hummus (siehe Seite 211)
- 75 g Putenaufschnitt, salzreduziert
- ½ Tomate, in Scheiben
- ½ Minigurke, in Scheiben
- ¼ Avocado, in Streifen
- 1 Handvoll junger Spinat

Zubereitung:
1. Die Pita innen mit Senf und Hummus bestreichen.
2. Mit Putenaufschnitt, Tomate, Gurke, Avocado und Spinat füllen.

Nährwert:
332 Kalorien, 16 g Protein, 39 g Kohlenhydrate, 2 g Fett

Mediterraner Salat mit gegrillten Hühnerstreifen

Zutaten:

Dressing:

- 1 EL Rotweinessig
- 1 TL Dijonsenf
- 1 TL frisch gepresster Zitronensaft
- 1 Prise getrockneter Oregano

Salat:

- 6 Handvoll gemischter Salat, gewaschen und gehackt
- ½ Tomate, gewürfelt
- 1 Minigurke, gewürfelt
- 2 EL Schafskäse (Feta), zerkrümelt
- 40 g Kichererbsen (Dose), abgespült und abgetropft
- 2 EL schwarze Oliven, in Scheibchen
- 90 g gegrillte Hähnchenbrust, in Streifen

Zubereitung:

1. Die Zutaten für das Dressing in einer kleinen Schüssel verrühren.
2. Den Salat in eine Salatschüssel geben.
3. Tomate, Gurke, Schafskäse, Kichererbsen und Oliven hinzufügen.
4. Das Dressing darüberträufeln und behutsam wenden.
5. Die Hähnchenbrust auf dem Salat anrichten.

Nährwert:

254 Kalorien, 27 g Protein, 16 g Kohlenhydrate, 8 g Fett

Feigensalat

Zutaten:

Salat:

- 4 Handvoll Blattsalat (beliebige Sorten)
- 2 frische Feigen, geviertelt
- 150 g Heilbutt, gebacken
- 40 g Kichererbsen (Dose), abgespült und abgetropft
- 1 Minigurke, gewürfelt
- 4 EL Avocado, gewürfelt
- 1 EL Ziegenkäse, zerbröselt

Dressing:

- 2 TL Weißweinessig
- 1 TL frisch gepresster Zitronensaft
- 1 TL Dijonsenf

Zubereitung:

1. Den Blattsalat mit Feigen, Fisch, Kichererbsen, Gurke, Avocado und Käse belegen.
2. Das Dressing anrühren und behutsam unterheben.

Nährwert:

394 Kalorien, 32 g Protein, 39 g Kohlenhydrate, 12 g Fett

Französischer Geflügelsalat im Wrap

Zutaten:

- 90 g gegarte Hähnchenbrust, gewürfelt (oder 90 g Tempeh)
- ½ Apfel, gewürfelt
- 1 Stange Sellerie (nur der grüne Teil), gehackt
- 2 TL Schalottenwürfel
- 1 TL frischer Estragon, fein gehackt (oder ½ TL getrocknet)
- 1 EL frische oder geröstete Walnüsse, gehackt
- 1 TL Weißweinessig
- 2 EL Joghurt (0,1 Prozent Fett)
- 3 große Salatblätter (z. B. Romana)

Zubereitung:
1. Alle Zutaten bis auf den Salat in eine Schüssel geben und behutsam vermengen.
2. Den Hühnersalat gleichmäßig auf den Salatblättern verteilen und zum Wrap einwickeln.

Nährwert:
219 Kalorien, 23 g Protein, 18 g Kohlenhydrate, 6 g Fett

Nizzasalat mit Thunfisch und Kichererbsen

Zutaten:

Thunfisch:

- 1 EL Zwiebel, fein gewürfelt
- ½ EL rote Zwiebel, fein gewürfelt
- 1 TL frisch gepresster Zitronensaft
- 1 TL Dijonsenf
- 2 TL Weißweinessig
- 90 g Thunfisch aus der Dose, im eigenen Saft
- Schwarzer Pfeffer, frisch gemahlen

Salat:

- 40 g Kichererbsen (Dose), abgespült und abgetropft
- 1 Minigurke, in Scheiben
- 6 Handvoll gemischter Salat, gewaschen und gehackt
- 1 hart gekochtes Ei, in Scheiben

Zubereitung:

1. Alle Zutaten für die Thunfischmasse in einer kleinen Schüssel vermengen.
2. Die Salatzutaten ohne die Eierscheiben in einer separaten Schüssel vermengen.
3. Den Salat auf einem Teller anrichten, Thunfischmasse darauf löffeln und mit Ei garnieren.

Nährwert:

303 Kalorien, 32 g Protein, 32 g Kohlenhydrate, 7 g Fett

Auberginenpizza

Zutaten:
- 2 Scheiben Aubergine (0,5 cm dick)
- 1 Vollkornweizenpita
- 1 EL salzreduzierte Marinarasauce
- 1 EL Mozzarella, zerpflückt

Zubereitung:
1. Den Ofen auf 175 °C vorheizen.
2. Die Auberginenscheiben in einer Pfanne bei niedriger Temperatur einige Minuten dünsten, bis sie zart sind.
3. In der Zwischenzeit die Pita halbieren und auf ein Backblech legen.
4. Die gegarten Auberginenscheiben auf die Pitahälften legen.
5. Jeweils mit Marinarasauce bestreichen und mit Käse bestreuen.
6. Im Ofen bei 175 °C fünf bis sieben Minuten überbacken, bis der Käse geschmolzen ist.

Nährwert:
255 Kalorien, 17 g Protein, 40 g Kohlenhydrate, 4 g Fett

Fajitas

Zutaten:
- 2 Vollkornweizentortillas (15 cm Durchmesser)
- Öl zum Sprühen
- 4 EL Zwiebel, in Ringen
- 1 Knoblauchzehe, zerdrückt
- ½ rote Paprika, in Streifen
- Je ½ TL Kreuzkümmel, Chilipulver und getrockneter Oregano
- 90 g mageres Sirloin- bzw. Rumpsteak (oder Tempeh) in dünnen Streifen
- 1 Tomate, gewürfelt
- 4 Handvoll frischer Spinat, gehackt
- 1 EL Joghurt (0,1 Prozent Fett)
- Salsa, nach Geschmack

Zubereitung:
1. Die Tortillas in Alufolie wickeln. Im Ofen bei 150 °C drei bis vier Minuten erhitzen, dann aus dem Ofen nehmen.
2. Eine Pfanne mit Öl aussprühen. Auf mittlerer bis hoher Stufe erhitzen.
3. Zwiebel, Knoblauch, Paprika und Gewürze hinzugeben und ein bis zwei Minuten anschwitzen.
4. Steakstreifen oder Tempeh in die Pfanne geben. In etwa zwei Minuten garen (das Steak soll nicht mehr rosa sein, das Tempeh goldbraun).
5. Tomaten und Spinat hinzufügen und drei Minuten leicht kochen lassen.

6. Zum Schluss das Pfannengericht gleichmäßig auf die zwei Tortillas aufteilen.

7. Mit Salat garnieren. Einen Tupfer Joghurt darauf setzen.

Nährwert:
439 Kalorien, 45 g Protein, 46 g Kohlenhydrate, 13 g Fett

Gemüsesalat mit Thunfisch und Emmer

Zutaten:
- 40 g Emmer oder Koch-Dinkel/Dinkelreis
- Je 1 TL frischer Oregano und Petersilie (getrocknet ½ TL)
- 1 TL Dijonsenf
- 2 TL Weißweinessig
- 1 TL frisch gepresster Zitronensaft
- 90 g Thunfisch aus der Dose, im eigenen Saft
- 2 EL schwarze Oliven, gehackt
- 2 TL Kapern, gründlich gewaschen und gehackt
- 60 g Kirschtomaten, halbiert
- 60 g weiße Bohnen (Dose), abgespült und abgetropft

Zubereitung:
1. Am besten am Vortag Emmer oder Dinkelreis 20 bis 30 Minuten in doppelter Menge Wasser oder Gemüsebrühe bissfest garen. Abkühlen lassen.
2. In einer Schüssel das Getreide mit Oregano, Petersilie, Senf, Weißweinessig und Zitronensaft vermengen.
3. Die restlichen Zutaten vorsichtig unterheben.

Nährwert:
363 Kalorien, 31 g Protein, 51 g Kohlenhydrate, 2 g Fett

Getreidepfanne

Zutaten:
- 40 g Getreide (Koch-Dinkel/Dinkelreis oder Emmer oder Einkorn-Reis)
- Olivenöl zum Sprühen
- 4 EL Zwiebel, fein gewürfelt
- ½ Möhre, in Scheiben
- 120 g Hähnchenbrust, in Streifen
- 90 g Brokkoli
- ½ kleine Zucchini, in Scheiben
- 1 EL Tamari-Sojasauce
- ½ EL Mandelmus
- 1 TL Sesamöl

Zubereitung:
1. Dinkel, Emmer oder Einkorn 20 bis 30 Minuten in doppelter Menge Wasser oder Gemüsebrühe bissfest garen. Abkühlen lassen.
2. Eine Pfanne mit Olivenöl aussprühen und auf mittlerer Stufe erhitzen.
3. Zwiebelwürfel und Möhrenscheiben darin drei bis fünf Minuten anschwitzen.
4. Hühnchenstreifen hinzufügen und unterrühren. Weitere drei Minuten garen lassen.

5. Brokkoli, Zucchini, Tamari, Mandelmus und Sesamöl hinzufügen.
6. Noch drei Minuten kochen und auf dem Getreide anrichten.

Nährwert:
442 Kalorien, 36 g Protein, 48 g Kohlenhydrate, 12g Fett

Curryhuhn-Quinoasalat

Zutaten:
- 40 g Quinoa
- 90 g gegarte Hähnchenbrust, abgekühlt
- ¼ TL Currypulver
- 60 g Joghurt (0,1 Prozent Fett)
- ½ Apfel, gewürfelt
- ½ Stange Sellerie (nur das Grün), fein gehackt
- 1 EL helle Rosinen
- 4 Handvoll junger Spinat

Zubereitung:
1. Quinoa abspülen und in doppelter Menge Wasser oder Gemüsebrühe in ca. 20 Minuten bissfest garen. Abkühlen lassen.
2. Übrige Zutaten bis auf den Spinat in einer Schüssel vermengen.
3. Den Spinat auf einem Teller anrichten und den Salat darauf servieren.

Nährwert:
283 Kalorien, 27 g Protein, 39 g Kohlenhydrate, 3 g Fett

Pikante Quinoapaella

Zutaten:
- Olivenöl zum Sprühen
- 1 EL Zwiebel, gehackt
- 1 Knoblauchzehe, zerdrückt
- ½ rote Paprika, gewürfelt
- 1 TL scharfe Paprika (Flocken)
- ¼ TL getrockneter Oregano
- ¼ TL Koriander
- ½ kleine Zucchini, gewürfelt
- 120 g gegartes Hühnerfleisch, gewürfelt
- 40 g Quinoa
- 175 ml salzarme Hühnerbrühe
- 4 Handvoll frischer Spinat, gehackt

Zubereitung:
1. Eine Pfanne auf mittlerer bis hoher Stufe erhitzen. Mit Olivenöl aussprühen.
2. Zwiebel, Knoblauch und Paprika vier bis fünf Minuten anschwitzen.
3. Gewürze und Zucchini unterrühren und zwei Minuten mitgaren.
4. Das Hühnerfleisch drei Minuten mitbraten, dabei gelegentlich umrühren.

5. Quinoa hinzugeben und zwei Minuten mitbraten.
6. Die Brühe hinzugießen, Hitzezufuhr herunterschalten und zudecken. 15 Minuten mit Deckel garen lassen, bis die Quinoa ganz durch ist.
7. Den Spinat unterziehen, bis er zusammenfällt.

Nährwert:
363 Kalorien, 5 g Protein, 45 g Kohlenhydrate, 5 g Fett

Gegrilltes Huhn mit Oregano-Minze-Quinoa

Zutaten:
- Olivenöl zum Sprühen
- 4 EL Zwiebel, fein gehackt
- 40 g Quinoa
- 125 ml salzarme Hühnerbrühe
- 1 TL frischer Oregano ohne Stängel, gehackt (oder ½ TL getrocknet)
- 1 TL frische Minze, gehackt
- 2 TL frischer Zitronensaft
- 2 TL frischer Orangensaft
- 1 TL Weißweinessig
- 1 Minigurke, gewürfelt
- ½ Tomate, gewürfelt
- 90 g gegartes Hühnerfleisch, gewürfelt
- 4 Handvoll frischer Spinat, gehackt

Zubereitung:

1. Einen Topf auf mittlerer Stufe erhitzen. Mit Olivenöl aussprühen und die Zwiebel darin in vier Minuten weich dünsten.
2. Quinoa hinzufügen und zwei Minuten anbraten. Die Brühe hinzugeben und bei schwacher Hitzezufuhr 15 Minuten kochen, bis die Quinoa gar ist. Abkühlen lassen.
3. Kräuter, Saft und Essig zugeben.
4. Gurke, Tomate, Hühnerwürfel und Spinat unterheben.

Nährwert:
312 Kalorien, 29 g Protein, 40 g Kohlenhydrate, 4,6 g Fett

Champignonsuppe mit Perlgraupen

Zutaten:
- Olivenöl zum Sprühen
- 1 EL Zwiebel, fein gewürfelt
- 1 Stange Sellerie (nur das Grün), fein gehackt
- ½ Möhre, gewürfelt
- 1 Lorbeerblatt
- 120 g gegartes Hühnerfleisch, gewürfelt
- 1 TL frischer Thymian
- 5 Champignons, in Scheiben
- 60 g Gerstengraupen, ungekocht
- 500 ml salzarme Hühnerbrühe
- 1 EL Petersilie, gehackt

Zubereitung:
1. Eine Pfanne auf mittlerer bis hoher Stufe erhitzen. Mit Olivenöl aussprühen.
2. Zwiebel, Sellerie, Möhre und Lorbeerblatt hinzufügen. In vier bis fünf Minuten leicht anbraten.
3. Hühnerfleisch, Thymian und Pilze hinzugeben und weitere fünf Minuten mitgaren.
4. Die Perlgraupen zufügen und zwei Minuten braten.
5. Die Brühe hinzugeben und bei schwacher Hitzezufuhr ca. 30 Minuten kochen, bis die Graupen gar sind.
6. Lorbeerblatt entfernen und mit Petersilie bestreuen.

Nährwert:
241 Kalorien, 31 g Protein, 23 g Kohlenhydrate, 3 g Fett

Herzhafte Tomatensuppe

Zutaten:
- Olivenöl zum Sprühen
- 4 EL Zwiebel, grob gehackt
- 1 kleine Knoblauchzehe, gehackt
- 4 EL Möhrenwürfel, grob gehackt
- 1 Lorbeerblatt
- ¼ TL scharfe Paprika (Flocken)
- 250 ml Tomaten aus der Dose, stückig, salzreduziert
- 120 g weiße Bohnen (Dose), abgespült und abgetropft
- 250 ml salzarme Hühnerbrühe
- 1 EL frisches Basilikum, gehackt

Zubereitung:

1. Einen Topf auf mittlerer Stufe erhitzen und mit Olivenöl aussprühen.

2. Zwiebel, Knoblauch, Möhre, Lorbeerblatt und Paprikaflocken hinzugeben. In vier bis fünf Minuten leicht anbraten.

3. Tomaten, Bohnen und Hühnerbrühe zufügen. Zum Kochen bringen, herunterstellen und bei geringer Wärmezufuhr 15 Minuten leicht köcheln lassen.

4. Hitzezufuhr abstellen und abkühlen lassen, bis das Gericht nur noch warm ist. Das Lorbeerblatt herausnehmen, Basilikum hinzugeben.

5. Im Mixer gleichmäßig zerkleinern.

6. Im Topf erneut erhitzen und heiß servieren.

Nährwert:
197 Kalorien, 11 g Protein, 36 g Kohlenhydrate, 2 g Fett

Würzige Linsensuppe

Zutaten:

- 60 ml getrocknete Linsen, gewaschen
- Olivenöl zum Sprühen
- 1 mittelgroße Möhre, gewürfelt
- 2 EL Zwiebel, gewürfelt
- 2 EL Sellerie, gewürfelt
- 1 Knoblauchzehe, zerdrückt
- 1 Lorbeerblatt

- ½ TL Thymian, getrocknet
- ½ EL Tomatenmark
- 100 g Süßkartoffel, geschält und gewürfelt
- 375 ml salzarme Hühnerbrühe
- ½ EL frische Petersilie, gehackt
- ½ EL geriebener Parmesan
- Salz und schwarzer Pfeffer, nach Geschmack

Zubereitung:
1. Die Linsen waschen und abtropfen lassen.
2. Einen Topf mit Olivenöl aussprühen und Möhren, Zwiebel, Sellerie und Knoblauch hineingeben. Fünf Minuten leicht anbraten.
3. Lorbeerblatt, Thymian und Tomatenmark hinzugeben und unter Rühren eine Minute mitkochen.
4. Linsen und Süßkartoffelwürfel hinzugeben und eine weitere Minute durchrühren.
5. Brühe zugießen und zum Kochen bringen.
6. Herunterschalten und mit Deckel 15 bis 20 Minuten leicht kochen lassen, bis das Gemüse und die Linsen ganz durchgegart sind. Dabei gelegentlich umrühren.
7. Auf dem Teller mit gehackter Petersilie bestreuen, darüber Parmesankäse geben und heiß servieren. Nach Geschmack mit Salz und Pfeffer würzen.

Nährwert:
217 Kalorien, 10 g Protein, 42 g Kohlenhydrate, 2 g Fett

Avocadowrap mit Pesto

Zutaten:
- 1 Vollkornweizentortilla
- 1 EL Pesto (siehe Seite 224)
- 1 Handvoll frischer Spinat, gehackt
- 90 g gegrillte Hähnchenbrust (oder gegartes Tempeh)
- 1 Handvoll Alfalfasprossen
- ½ Tomate in dicken Stücken
- ½ Minigurke, in Scheiben
- ¼ Avocado, gewürfelt

Zubereitung:
1. Die Tortilla auf einen Teller legen. Mit Pesto bestreichen.
2. Mit gehacktem Spinat belegen, Huhn oder Tempeh daraufsetzen.
3. Obenauf kommt das Gemüse, zum Schluss die Avocadowürfel.
4. Zum Wrap zusammenrollen.

Nährwert:
348 Kalorien, 26 g Protein, 31 g Kohlenhydrate, 15 g Fett

Brötchen mit Gemüseburger

Zutaten:
- 45 g Haferflocken (trocken abgemessen)
- 40 g rote Paprika, gewürfelt
- 4 EL rote Zwiebel, gewürfelt
- 40 g Kichererbsen (Dose), abgespült und abgetropft
- 1 Eiweiß (Ei Größe L)
- 1 TL Knoblauchpulver
- 1 EL frische Petersilie
- Öl zum Sprühen
- ½ Vollkornbrötchen
- 1 Tomate, in Scheiben
- 1 EL Joghurt (0,1 Prozent Fett)

Zubereitung:
1. Den Ofen auf 190 °C vorheizen.
2. Die Haferflocken im Mixer fein zermahlen und beiseitestellen.
3. Paprika und Zwiebeln im Mixer fein würfeln.
4. Die Kichererbsen samt Schale mit der Gabel zerdrücken. Haferflocken, Paprika und Zwiebeln dazugeben.
5. In einer zweiten Schale das Eiweiß mit den Gewürzen verrühren. Gut durchmischen, dann über die anderen Zutaten gießen. Alles gut vermengen und einen flachen Bratling daraus formen.
6. Ein Backblech mit Öl besprühen und den Bratling darauflegen. Im Ofen bei 190 °C in fünf bis sechs Minuten pro Seite goldbraun backen.

7. Auf einem halben Vollkornbrötchen servieren. Mit Tomate und Joghurt garnieren.

Nährwert:
216 Kalorien, 13 g Protein, 41 g Kohlenhydrate, 2 g Fett

Asiatischer Nudelsalat (kalt)

Zutaten:
- 2 TL Tamari-Sojasauce
- 1 TL Reisweinessig (oder Weißweinessig)
- 1 Msp. Ingwer, frisch gerieben
- ¼ TL Sesamöl
- 1 Frühlingszwiebel (nur das Weiße), fein gehackt
- 120 g gegartes Hühnerfleisch, in Streifen
- Je ein Stück Gurke, Möhre und rote Paprika in dünnen Streifen
- 1 Portion Soba-Nudeln, nach Packungsanweisung zubereitet und abgekühlt

Zubereitung:
1. Tamari, Essig, Ingwer, Sesamöl und Frühlingszwiebel in einer Schale verrühren. Beiseitestellen.
2. Huhn und Gemüse zu den Nudeln geben.
3. Das Dressing darüber träufeln und gründlich wenden.

Nährwert:
260 Kalorien, 30 g Protein, 21 g Kohlenhydrate, 6 g Fett

Gebackenes Gemüse mit Orangenglasur

Zutaten:
- ½ kleine Zucchini, gewürfelt
- ½ rote Paprika, gewürfelt
- ½ Tomate, gewürfelt
- 3 Stangen Spargel, geschält und in fingerdicken Stücken
- Olivenöl zum Sprühen
- 2 TL Balsamico-Essig
- 2 TL Orangensaft
- 1 EL Schalotten, gehackt
- 40 g Quinoa, gekocht
- 90 g gegartes Hühnerfleisch, gewürfelt
- 1 EL Petersilie, gehackt

Zubereitung:
1. Den Ofen auf 200 °C vorheizen.
2. Das Gemüse in einer Schüssel mischen, mit Olivenöl besprühen und gleichmäßig auf einem Backblech verteilen.
3. Fünf Minuten backen, wenden, weitere fünf Minuten backen.
4. Balsamico, Orangensaft und Schalottenwürfel in einer kleinen Schale verrühren und über das heiße Gemüse geben. Noch einmal fünf Minuten backen.
5. Zum Schluss mit Quinoa, Huhn und Petersilie mischen.

Nährwert:
295 Kalorien, 27 g Protein, 37 g Kohlenhydrate, 4 g Fett

Burrito mit Süßkartoffel und schwarzen Bohnen

Zutaten:

- Olivenöl zum Sprühen
- 2 EL Zwiebel, gehackt
- Je ¼ TL Kreuzkümmel, Zimt, Cayennepfeffer und Oregano
- 1 Süßkartoffel, ungeschält, gewürfelt, 1 cm dick
- ½ kleine Tomate, gewürfelt
- 90 g gegartes Hühnerfleisch, zerzupft
- 40 g schwarze Bohnen, abgespült und abgetropft
- 1 Vollkornweizentortilla (25 cm Durchmesser)

Zubereitung:

1. Eine Pfanne mit Olivenöl aussprühen. Auf mittlerer Stufe erhitzen.
2. Die Zwiebeln hineingeben. Etwa fünf Minuten andünsten.
3. Gewürze und Süßkartoffelwürfel hinzufügen. Etwa 10 Minuten braten, bis die Würfel zart sind.
4. Huhn und schwarze Bohnen hinzufügen und miterhitzen.
5. In die Tortilla löffeln und zum Burrito einschlagen.

Nährwert:
396 Kalorien, 29 g Protein, 61 g Kohlenhydrate, 4,6 g Fett

Leichte Kost für den Abend

Das Abendessen ist vermutlich die einfachste aller Mahlzeiten bei Skinny!. Grundsätzlich gilt am Abend: Je weniger Kohlenhydrate, desto besser, und möglichst mindestens drei Stunden vor dem Schlafen mit dem Essen aufhören. Das heißt, es gibt Proteine und Ballaststoffe, Ballaststoffe und Proteine sowie (ehrlich!) Proteine und Ballaststoffe. Die folgenden Hauptgerichte enthalten viel von beidem. Und sie machen angenehm satt.

Gebackenes Gemüse mit Pesto-Spaghetti-Kürbis

Zutaten:
- 1 Spaghettikürbis
- 1 Knoblauchzehe, zerdrückt
- 1 kleine Tomate, entkernt und gewürfelt
- ½ rote Paprika, gewürfelt
- ½ kleine Zucchini, in Scheiben
- Olivenöl zum Sprühen
- Pesto (siehe Seite 224)

Zubereitung:
1. Den Kürbis halbieren und die Kerne mit einem Löffel entfernen. Mit der Schnittseite nach unten in eine feuerfeste Glasform legen. Den Boden etwa 0,5 cm hoch mit Wasser auffüllen. Mit mikrowellengeeigneter Folie abdecken. Auf hoher Stufe 15 Minuten in der Mikrowelle garen.

2. Den Ofen auf 230 °C vorheizen.

3. Das Fruchtfleisch mit einer Gabel von der Schale lösen und dadurch dünne »Spaghetti« erzeugen. Eine Tasse davon beiseitestellen und warm halten. Den Rest in einer luftdicht verschlossenen Frischhaltedose im Kühlschrank für andere Mahlzeiten aufbewahren.

4. Knoblauch und Gemüse vermengen. Gleichmäßig mit Olivenöl besprühen.

5. Die Zutaten in eine ofenfeste Form geben, mit Alufolie abdecken und 20 bis 30 Minuten im Ofen garen.

6. Die Kürbisspaghetti mit dem Pesto vermengen und das gebackene Gemüse und Fleisch darauf anrichten.

Nährwert:
219 Kalorien, 24 g Protein, 23 g Kohlenhydrate, 6 g Fett

Glasiertes Orangenhuhn

Zutaten:
- Olivenöl zum Sprühen
- 1 EL frisch gepresster Orangensaft
- 2 TL Agavensaft
- ½ TL Ingwer, frisch gerieben
- 150 g Hühnerfleisch

Zubereitung:
1. Den Grill im Ofen vorheizen. Ein Backblech mit Alufolie auskleiden und mit Öl besprühen.

2. Saft, Agavensaft und Ingwer in einer Schüssel verrühren.
3. Das Hühnerfleisch von beiden Seiten damit glasieren und auf jeder Seite fünf Minuten grillen.

Nährwert:
175 Kalorien, 26 g Protein, 9 g Kohlenhydrate, 3 g Fett

Glasierte Rote Bete und Fenchelsalat mit Huhn

Zutaten:
- 1 kleine Knolle Rote Bete
- 2 Handvoll Rucola
- 2 Handvoll Blattsalat (beliebige Sorten)
- ¼ Fenchelknolle, in feinen Streifen
- 120 g Hühnerfleisch, gegart und gewürfelt
- 2 EL (fettfrei geröstete) Mandeln, grob gehackt
- Balsamico-Dressing (siehe Seite 222)

Zubereitung:
1. Den Ofen auf 200 °C vorheizen.
2. Die Rote Bete mit einer Gabel einstechen und in Folie wickeln. Im Ofen 45 Minuten backen. Herausnehmen und in der Folie abkühlen lassen.
3. Rote Bete auswickeln und die Schale mit Küchenkrepp abrubbeln. In halbmondförmige Scheiben schneiden.
4. Rucola mit Blattsalat mischen. Fenchel, Rote Bete, Huhn und Mandeln darauf anrichten.
5. Mit Balsamico-Dressing beträufeln.

Nährwert:
206 Kalorien, 23 g Protein, 13 g Kohlenhydrate, 7 g Fett

Rosmarinlachs mit Spargel

Zutaten:
- 6 dicke Stangen Spargel
- Olivenöl zum Sprühen
- ½ TL schwarzer Pfeffer, gemahlen
- 120 g Wildlachsfilet (ohne Gräten)
- 1 TL Zitronensaft
- 1 Zweig frischer Rosmarin
- 2 Zitronenscheiben

Zubereitung:
1. Den Ofen auf 200 °C vorheizen. Ein Backblech mit Alufolie auskleiden.
2. Die holzigen Spargelenden abschneiden (etwa 1 cm) und den Spargel auf das Backblech legen. Mit Olivenöl besprühen. Spargel von allen Seiten pfeffern.
3. Den Lachs auf den Spargel legen. Mit Zitronensaft beträufeln. Den Rosmarin auf den Lachs legen, die Zitronenscheiben daraufsetzen.
4. In den Ofen schieben. Zwölf bis 15 Minuten backen, bis der Lachs flockig wird und der Spargel gar ist.

Nährwert:
237 Kalorien, 31 g Protein, 7 g Kohlenhydrate, 9 g Fett

Steak mit Blumenkohlmus und Spinat

Zutaten:
- Olivenöl zum Sprühen
- 120 g Rinderlende, 2,5 cm dick
- schwarzer Pfeffer, frisch zerstoßen
- 3 Handvoll Blumenkohl, in Röschen geteilt
- 125 ml salzarme Gemüsebrühe
- ½ Knoblauchzehe
- ¼ TL getrockneter Thymian
- 2 TL geriebener Parmesan
- 4 Handvoll frischer Spinat

Zubereitung:
1. Eine mittelgroße Pfanne oder einen Wok mit Öl aussprühen und auf mittlerer Stufe erhitzen.
2. Das Steak mit schwarzem Pfeffer würzen. Von beiden Seiten mindestens zwei Minuten anbraten. Herausnehmen und ruhen lassen.
3. Den Blumenkohl mit Brühe in einen kleinen Topf geben und zugedeckt fünf Minuten kochen lassen, bis er zart ist.
4. Blumenkohl und Knoblauch in den Mixer geben. Die Brühe aufheben. Zu einer weichen Masse verarbeiten und so viel Brühe hinzufügen, bis die gewünschte Konsistenz erreicht ist. Thymian und Parmesan hinzugeben. Das Mus sollte der Konsistenz von Kartoffelbrei entsprechen.

5. In einer zweiten Pfanne 2 EL von der Brühe erhitzen. Den Spinat hinzufügen und bei mittlerer Hitze in ein bis zwei Minuten zusammenfallen lassen.
6. Spinat und Blumenkohl mit dem Steak anrichten.

Nährwert:
341 Kalorien, 27 g Protein, 10 g Kohlenhydrate, 21 g Fett

Asialachs auf Sesamgrünkohl

Zutaten:
- 1 TL Dijonsenf
- 1 TL Tamari-Sojasauce
- ¼ TL Ingwer, frisch gerieben
- ¼ Knoblauchzehe, zerdrückt
- 150 g Wildlachsfilet (ohne Gräten)
- 4 Handvoll Grünkohl
- 1 TL Sesamöl

Zubereitung:
1. Ofen auf 200 °C vorheizen.
2. Senf, Tamari, Ingwer und Knoblauch verrühren.
3. Lachs beidseitig mit der Mischung bestreichen und etwa 15 Minuten im Ofen backen.
4. Den Kohl hacken und zwei Minuten in einer Pfanne andünsten. Mit Sesamöl vermengen.
5. Den Lachs auf dem zusammengefallenen Grünkohl anrichten.

Nährwert:
378 Kalorien, 41 g Protein, 15 g Kohlenhydrate, 9 g Fett

Schweinelende mit Zitronenthymian
Dieses Gericht schmeckt ausgezeichnet zu gebackenen Tomaten (siehe Seite 216) und einem Salat.

Zutaten:
- Olivenöl zum Sprühen
- 120 g dünn geschnittene Schweinelende
- ½ TL schwarzer Pfeffer, frisch gemahlen
- 60 ml salzarme Hühner- oder Gemüsebrühe
- 1 EL Zitronensaft
- 1 TL frischer Thymian, gehackt
- ½ Knoblauchzehe, zerdrückt

Zubereitung:
1. Eine Pfanne auf mittlerer Stufe erhitzen und mit Olivenöl aussprühen.
2. Die Schweinelende mit Pfeffer würzen. In der Pfanne von jeder Seite etwa zwei Minuten anbraten. Beiseitestellen.
3. Brühe, Zitronensaft, Thymian und Knoblauch in eine weitere Pfanne geben. Auf mittlerer Stufe erhitzen. Zwei bis drei Minuten kochen lassen.
4. Das Fleisch in die Sauce legen und noch einige Minuten garen, bis es nicht mehr rosa ist.

Nährwert:
235 Kalorien, 33,7 g Protein, 2 g Kohlenhydrate, 9,5 g Fett

Gefüllte Hähnchenbrust und gebackene Zucchini

Zutaten:
- Olivenöl zum Sprühen
- 1 EL Schafskäse (Feta)
- 1 EL frisches Basilikum, gehackt
- 1 EL getrocknete Tomaten, fein gehackt
- 150 g Hähnchenbrust ohne Haut und Knochen, auf 1 cm Dicke geklopft
- 1 mittelgroße Zucchini, in 0,5 cm dicken Scheiben
- schwarzer Pfeffer

Zubereitung:
1. Den Ofen auf 175 °C vorheizen. Ein Backblech leicht mit Olivenöl besprühen.
2. Schafskäse, Basilikum und Tomaten in einer Schüssel vermengen. Beiseitestellen.
3. Das Huhn auf das Backblech legen. Die Käsemischung in die Mitte setzen, das Huhn über die Füllung falten und mit Zahnstochern zusammenhalten.
4. Die Zucchinischeiben dazulegen und leicht mit Olivenöl besprühen. Mit schwarzem Pfeffer würzen.
5. 15 bis 20 Minuten backen, bis das Fleisch ganz durch (nicht mehr rosa, klarer Saft) und die Zucchini gar ist.

Nährwert:
250 Kalorien, 36 g Protein, 10 g Kohlenhydrate, 2,6 g Fett

Talapiatasche

Zutaten:
- Olivenöl zum Sprühen
- 180 g Talapia-Filet (Wildfang)
- Saft von ½ Limette
- 1 TL Cajun-Gewürzmischung
- 4 Stangen Spargel, ohne die holzigen Enden
- ½ rote Paprika, in dünnen Streifen
- 6 Kirschtomaten, halbiert
- schwarzer Pfeffer

Zubereitung:
1. Den Ofen auf 190 °C vorheizen. Ein großes Stück Alufolie mit Olivenöl besprühen.
2. Das Fischfilet auf die Alufolie legen. Von beiden Seiten mit Limettensaft beträufeln und Cajungewürz anklopfen.
3. Das Gemüse mit Olivenöl besprühen und mit Pfeffer würzen. Das gesamte Gemüse zu dem Fisch auf die Folie legen.
4. Die Folie zu einem Beutel formen. 20 bis 25 Minuten im Ofen backen, bis der Fisch ganz durch (innen flockig) und das Gemüse gar ist.

Nährwert:
214 Kalorien, 37 g Protein, 37 g Kohlenhydrate, 3,5 g Fett

Heilbutt mediterran an Spargel und Avocado-Salat

Zutaten:
- Olivenöl zum Sprühen
- 1 Msp. frischer Oregano, gehackt
- 1 Msp. frischer Thymian, gehackt
- 1 EL gehackte schwarze Oliven
- 6 Kirschtomaten, geviertelt
- 2 TL Zitronensaft
- 150 g Heilbuttfilet
- ½ kleine Tomate, in Scheiben
- 4 EL Avocadostreifen
- schwarzer Pfeffer
- 4 Handvoll Rucola

Zubereitung:
1. Den Ofen auf 190 °C vorheizen. Ein großes Stück Alufolie mit Olivenöl besprühen.
2. Oregano, Thymian, Oliven, Tomate und Zitronensaft vermengen.
3. Das Fischfilet auf die Alufolie und die Olivenmischung daraufgeben.
4. 20 bis 25 Minuten im Ofen backen.
5. Tomatenscheiben, Avocado und Pfeffer auf dem Rucola anrichten. Den Salat zum Fisch servieren.

Nährwert:
258 Kalorien, 28 g Protein, 14 g Kohlenhydrate, 11 g Fett

Putenburger Italia

Zutaten:
- 120 g Putenhackfleisch
- 2 EL zerdrückte Tomaten
- ½ TL italienische Kräuter, getrocknet
- 1 Msp. Knoblauchpulver
- 1 EL geriebener Parmesan
- Olivenöl zum Sprühen

Zubereitung:
1. Alle Zutaten außer dem Öl in einer kleinen Schüssel mit den Händen verkneten. Einen Bratling formen.
2. Eine Pfanne auf mittlerer bis hoher Stufe erhitzen. Mit Olivenöl aussprühen.
3. Den Bratling von jeder Seite vier Minuten anbraten, bis er in der Mitte nicht mehr rosa ist.

Nährwert:
198 Kalorien, 25 g Protein, 4 g Kohlenhydrate, 9,6 g Fett

Hacksalat mit Huhn

Zutaten:
- 1 gebackene Hähnchenbrust mit frischen Kräutern (siehe Seite 207)
- 4 Handvoll Blattsalat (beliebige Sorten), gehackt
- ¼ geröstete Paprikaschote, gewürfelt
- 1 kleine Tomate, gewürfelt
- 1 Minigurke, gewürfelt
- 2 EL Kichererbsen aus der Dose, abgespült und abgetropft
- 1 EL Vinaigrette mit Senf (siehe Seite 223)

Zubereitung:
Hähnchenbrust würfeln und mit allen Zutaten vermengen.

Nährwert:
271 Kalorien, 28 g Protein, 18 g Kohlenhydrate, 10,5 g Fett

Wildlachs mit Zitronen-Oregano-Öl und gebackenen Tomaten

Zutaten:
- Olivenöl zum Sprühen
- 1 TL Zitronensaft
- 1 TL Olivenöl
- 1 TL frischer Oregano, gehackt (½ TL getrocknet)
- 1 TL frisches Basilikum, gehackt
- 150 g Wildlachsfilet
- 250 g gebackene Tomaten (siehe Seite 216)

Zubereitung:

1. Den Ofen auf 230 °C vorheizen. Ein Stück Alufolie mit Öl besprühen.
2. Zitronensaft, Olivenöl und Kräuter in einer kleinen Schale verrühren.
3. Den Fisch auf die Folie legen und mit der Kräutermarinade bestreichen. Acht bis zehn Minuten backen; der Fisch ist fertig, wenn er beim Hineinstechen mit einer Gabel in Flocken zerfällt.
4. Als Beilage gibt es gebackene Tomaten.

Nährwert:
338 Kalorien, 32 g Protein, 16 g Kohlenhydrate, 12 g Fett

Lachsküchlein auf Mangold

Zutaten:
- 180 g Wildlachsfilet ohne Haut
- 1 TL Limetteschale, gerieben
- 1 TL Ingwer, frisch gerieben
- 1 EL frische Petersilie, gehackt
- 1 Eiweiß
- ½ rote Paprika, gewürfelt
- Olivenöl zum Sprühen
- 2 EL rote Zwiebel, in feinen Ringen
- ½ Knoblauchzehe, zerdrückt
- 4 Handvoll Mangoldblätter ohne Stiele, gehackt

Zubereitung:
1. Den Ofen auf 200 °C vorheizen.
2. Das Lachsfilet in Stücke schneiden
3. Lachs, Limettenschale, Ingwer, Petersilie, Eiweiß und rote Paprika in den Mixer geben. Zu einem Teig verarbeiten.
4. Mit den Händen zwei Bratlinge formen. Ein Backblech mit Alufolie auskleiden, mit Olivenöl besprühen und die Bratlinge darauflegen.
5. Zwölf bis 15 Minuten backen.
6. In der Zwischenzeit eine Pfanne auf mittlerer bis hoher Stufe erhitzen. Mit Olivenöl aussprühen. Zwiebeln und Knoblauch hineingeben und fünf Minuten leicht anbraten.
7. Mangold hinzufügen und mitgaren, bis er zusammenfällt.
8. Die Lachsküchlein auf dem Mangold anrichten und servieren.

Nährwert:
262 Kalorien, 32 g Protein, 19 g Kohlenhydrate, 7 g Fett

Huhn mit Parmesankruste

Zutaten:
- 1 EL geriebener Parmesan
- schwarzer Pfeffer
- 150 g Hähnchenbrust ohne Haut und Knochen
- ½ EL Dijonsenf

Zubereitung:

1. Den Ofen auf 200 °C vorheizen.
2. Parmesan mit etwas Pfeffer mischen.
3. Die Hähnchenbrust waschen und mit Küchenkrepp trocken tupfen. Leicht mit Senf bestreichen und mit Parmesankäse panieren.
4. Auf einem Backblech zehn bis zwölf Minuten im Ofen backen, bis das Fleisch innen nicht mehr rosa ist.
5. Als Beilage gibt es gebackenes Gemüse oder einen frischen Salat.

Nährwert:
157 Kalorien, 29 g Protein, 0,2 g Kohlenhydrate, 3 g Fett

Grüne Bauernpfanne mit Huhn

Zutaten:

- 1 EL Balsamico
- 1 TL Dijonsenf
- 180 g Hähnchenbrust ohne Haut und Knochen, gegart und gehackt
- 6 Handvoll gemischter Salat, gewaschen und gehackt
- 1 Minigurke, in dünnen Scheiben
- 1 kleine Tomate, entkernt und in Scheiben
- ½ Möhre, fein gewürfelt

Zubereitung:
1. Essig und Senf in eine Schüssel geben, gründlich verschlagen und beiseitestellen.
2. Alle Zutaten in eine Salatschüssel geben, das Dressing darüberträufeln und den Salat wenden.

Nährwert:
228 Kalorien, 35 g Protein, 10 g Kohlenhydrate, 4 g Fett

Gebackener Heilbutt

Zutaten:
- Olivenöl zum Sprühen
- 2 EL gehackter Lauch (nur das Weiße), gewaschen
- ½ TL frischer Thymian, gehackt
- 150 g Heilbuttfilet
- 60 ml salzarme Gemüsebrühe

Zubereitung:
1. Eine Pfanne erhitzen und mit Olivenöl aussprühen.
2. Den Lauch in etwa vier Minuten darin weich dünsten.
3. Thymian hinzugeben und unter Rühren zwei Minuten erhitzen. Den Heilbutt auf das Lauchbett setzen und von jeder Seite etwa drei Minuten anbraten.
4. Brühe hinzufügen und alles weitere drei Minuten garen.

Nährwert:
145 Kalorien, 28 g Protein, 4 g Kohlenhydrate, 3 g Fett

Gebackene Hähnchenbrust mit Pesto

Zutaten:
- 4 Handvoll gemischtes Gemüse, gehackt (z. B. Aubergine, Paprika, Kürbis, Tomate, Zucchini)
- 2 EL Pesto (siehe Seite 224)
- 150 g Hähnchenbrust ohne Haut und Knochen

Zubereitung:
1. Den Ofen auf 200 °C vorheizen. Ein Backblech mit Alufolie auskleiden.
2. Das Gemüse in der Hälfte des Pesto wenden. Die Hähnchenbrust mit der zweiten Hälfte Pesto bestreichen.
3. Das Gemüse auf dem Backblech ausbreiten. Die Hähnchenbrust darauflegen und zwölf bis 15 Minuten backen, bis das Fleisch innen nicht mehr rosa ist.

Nährwert:
223 Kalorien, 30 g Protein, 40 g Kohlenhydrate, 2 g Fett

Schaschlickspieße
Für 4 Portionen

Zutaten:
- ¼ TL schwarzer Pfeffer
- 1 TL getrockneter Kreuzkümmel
- 1 Knoblauchzehe, fein gehackt
- 4 EL Weißweinessig

- 2 EL Olivenöl, extra vergine
- 450 g mageres Rindersteak, fingerdick gewürfelt
- 2 rote Paprika, in fingerbreiten Stücken
- 8 EL Zwiebel, in fingerdicken Stücken
- 2 Zucchini, in 1 cm dicken Scheiben

Zubereitung:

1. Zu Beginn Holzspieße in Wasser einweichen. Sie sollten mindestens eine Stunde vollständig mit Wasser bedeckt sein.
2. Pfeffer, Kreuzkümmel, Knoblauch, Essig und Olivenöl in einer kleinen Schüssel verrühren. Beiseitestellen.
3. Abwechselnd je ein Stück Fleisch und ein Stück Gemüse auf die Spieße schieben. In eine feuerfeste, geschlossene Grillschale legen.
4. Die Marinade über die Spieße gießen; die Schale zudecken. Mindestens eine Stunde im Kühlschrank marinieren lassen.
5. Unter starker Hitze von jeder Seite zwei Minuten grillen (insgesamt acht Minuten Grillzeit).

Nährwert pro Portion:
359 Kalorien, 36 g Protein, 10 g Kohlenhydrate, 19 g Fett

Lachsspieße
Für 4 Portionen

Zutaten:
- 2 EL Zitronensaft
- 4 EL frisches Basilikum
- 4 EL frische Petersilie
- 1 Knoblauchzehe
- 2 EL Olivenöl, extra vergine
- 450 g Lachs ohne Haut, fingerdick gewürfelt (oder anderer fester Fisch)
- 12 Kirschtomaten
- 12 Scheiben Zucchini, 1 cm dick

Zubereitung:
1. Zu Beginn Holzspieße in Wasser einweichen. Sie sollten mindestens eine Stunde vollständig mit Wasser bedeckt sein.
2. Zitronensaft, Basilikum, Petersilie, Knoblauch und Olivenöl verrühren. Beiseitestellen.
3. Abwechselnd je ein Stück Fisch und ein Stück Gemüse auf die Spieße schieben.
4. Die Spieße in eine feuerfeste, geschlossene Grillschale legen. Die Marinade darübergießen. Im Kühlschrank 30 Minuten marinieren lassen (und nicht länger als 90 Minuten!).
5. Grillen und dabei gelegentlich wenden, damit der Fisch rundum gar wird. Insgesamt sechs bis acht Minuten Grillzeit.

Nährwert:
274 Kalorien, 26 g Protein, 9 g Kohlenhydrate, 10 g Fett

Rotes Curryhuhn mit Grünkohl

Zutaten:
- ½ EL rote Currypaste
- 120 g Hähnchenbrust ohne Haut und Knochen, fingerdick gewürfelt
- 125 ml Kokosmilch, light
- ½ Mango, grob gehackt
- 4 Handvoll Grünkohl, gehackt

Zubereitung:
1. Einen kleinen Topf auf mittlerer Stufe erhitzen. Die Currypaste hineingeben und eine Minute anbraten.
2. Das Hühnerfleisch zufügen und mit der Currypaste verrühren. Drei Minuten scharf anbraten, dabei gelegentlich
   umrühren.
3. Kokosmilch und Mango hinzugeben. Einmal aufkochen,
   dann die Hitzezufuhr drosseln und sechs Minuten leicht
   kochen lassen.
4. Den Grünkohl zufügen. Köcheln lassen, bis er zusammenfällt.

Nährwert:
363 Kalorien, 34 g Protein, 26 g Kohlenhydrate, 6 g Fett

Quellenangaben

Einleitung

»Unsere Ergebnisse zeigen, dass reines aerobes Training...«: A. Thorogood et al: Isolated aerobic exercise and weight loss: a systematic review and meta-analysis of randomized controlled trials.« *American Journal Of Medicine*, August 2011; 124(8): 747–55.

»Untersuchung der Marshfield Clinic, Wisconsin«: Vanwormer, JJ: Self-Weighing Frequency Is Associated with Weight Gain Prevention over 2 Years Among Working Adults. *International Journal of Behavioral Medicine*, 6. Juli 2011.

»Die überzeugendsten Ergebnisse stammen aus der berühmten Nurses' Health Study«: Hu, F. et al: Changes in Diet and Lifestyle and Long-Term Weight Gain in Women and Men. *New England Journal of Medicine* 2011; 364: 2392-2404, 23. Juni 2011.

Teil I
Regel 1

»Ein israelisches Forscherteam untersuchte kürzlich...«: Dubnov-Raz g et al: Influence of Water Drinking on Resting Energy Expenditure in Overweight Children. *International Journal of Obesity,* Oktober 2011; 35(10): 1295–1300. Epub 12. Juli 2011.

Regel 2

»Erstens«, so die Autoren, »fehlt dem Menschen möglicherweise die physiologische Grundlage...«: Popkin, BM et al: A Short History of Beverages and How Our Body Treats Them. *Obesity Reviews,* März 2008; 9 (2): 151–155.

Regel 3

»Das zumindest entdeckten isländische Wissenschaftler...«: Thorsdottir, L. et al: Randomized Trial of Weight-Loss-Diets for Young Adults Varying in Fish and Fish Oil Content. *International Journal of Obesity,* London, Oktober 2007; 31(10): 1560–1566.

»Dann seien Sie doch einfach ein Veganer, der Schinken isst!«: Rene Lynch: Chef Tal Ronnen's Flavorful Veganism. *Los Angeles Times* 23. Juni 2011 E1.

Regel 4

»Die Arbeit von Dr. Inger Björck«: Björck, I.: A Novel Wheat Variety with Elevated Content of Amylose Increases Resistant Starch Formation and May Beneficially Influence Glycaemia in Healthy Subjects. *Food and Nutrition Research,* Epub 22. August 2011.

Regel 5

»Untersuchung durch Wissenschaftler der Technischen Universität Dresden«: Kaline Katrin, Bornstein S. R., Schwarz P. E. H.: Diabetesprävention – Bedeutung und Wirkung der Ballaststoffe. *Diabetes aktuell 2007*; 5(3): 123–128. Georg Thieme Verlag Stuttgart, New York 2007.

»Laut einer Meldung aus dem Jahr 2007«: Newby, PR. et al: Intake of Whole Grains, Refined Grains, and Cereal Fiber Measured with 7-day Diet Records and Associations with Risk Factors for Chronic Disease. *American Journal of Clinical Nutrition,* Dezember 2007, 86(6): 1745–1753.

Siehe auch: Rose, N. (Hrsg.), *Journal of Nutrition and Education Behavior,* März 2007; 39(2): 90–94.

»Baltimore-Langzeitstudie zur Alterung«: PK. Newby et al, a. a. O.

Regel 6

»Insgesamt sättigte ein vollständiger Apfel besser als Apfelmus oder Apfelsaft«: Rolls, B. et al: The Effect of Fruit in Different Forms on Energy Intake and Satiety at a Meal. *Appetite,* April 2009; 52 (2): 416–422.

»Eine ausgewogene Ernährung aus konventioneller Erzeugung...«: Magkos, F.: Organic Food: Nutritious Food or Food for Thought? A Review of the Evidence. *International Journal of Food Science 2003*; Sep 54 (5): 357–371.

»In Deutschland sieht es ähnlich düster aus«: Max Rubner-Institut (Hrsg.): *Nationale Verzehrsstudie, Teil II.* Max-Rubner-Institut, Bundesforschungsinstitut für Ernährung und Lebensmittel. Karlsruhe 2008: 35. E-pub: http://www.mri.bund.de/fileadmin/Veroeffentlichungen/Archiv/Einzelthemen_Publikationen/nvs_ergebnisbericht_teil2-v2.pdf

Regel 8

»Im Vergleich zu Menschen, die keine Etiketten studierten...«: Variyam, JN.: Do Nutrition Labels Improve Dietary Outcomes? *Health Economics,* Juni 2008; 17(6): 695–708.

»Eine zweite Studie, an der über 3700 Herzpatienten teilnahmen:« RE Post et al: Use of Nutrition Facts Label in Chronic Disease Management: Results from the National Health and Nutrition Examination Survey. *Journal American Dietic Association,* April 2010, 110(4): 628–632.

»Die technologiefreundliche Zeitschrift Wired...«: Patrick Di Justo: Cool Whip. *Wired online,* 24. April 2007; Zugriff am 12.01.2012.

»Übrigens wird Natriumglutamat auch...«: Weltgesundheitsorganisation: *Toxicological Evaluation of Certain Food Additives (prepared by the 31st meeting of JECFA).* WHO Food Additives Series No. 22, Cambridge University Press 1988.

Regel 10

Fettleibigkeit in Deutschland: Mensink Gert B. M., A. Schienkiewitz und C. Scheidt-Nave: »Übergewicht und Adipositas in Deutschland: Werden wir immer dicker?« aus: BM Kurth: Erste Ergebnisse aus der »Studie zur Gesundheit Erwachsener in Deutschland« (DEGS). Robert-Koch-Institut, Berlin; Bundesgesundheitsbl. 2012, 55: 980–990 DOI 10.1007/s00103-011-1504-5. Springer Verlag 2012.

Regel 11

»Für jede zusätzliche Portion Kartoffeln...«: Willett, W. et al: Changes in Diet and Lifestyle and Long-Term Weight Gain in Women and Men. *New England Journal of Medicine 2011;* 364: 23. Juni 2011.

»Der Pro-Kopf-Verbrauch an Speisekartoffeln...«: *Zahlen und Fakten. Erhebungen zur Knolle.* Landwirtschaftliches Technologiezentrum Augustenberg. Karlsruhe, 2007; E-pub: http://www.landwirtschaft-mlr.baden-wuerttemberg.de/ servlet/PB//show/1214940_l1/LTZ_Zahlen%20und%20 Fakten%20-%20Erhebungen%20zur%20Knolle.pdf.

Hambloch, Christoph (Redaktion): *Kartoffelverbrauch sinkt – aber nur langsam.* AMI (Agrarmarkt Informations-Gesellschaft mbH), Bonn, 2.12./14.11.2011. http://www.ami-informiert.de/ami-presse/ami-presse-meldungen/meldungen-single-ansicht/article/kartoffelverbrauch-sinkt-abernur-langsam.html

Regel 12

»Kein Wunder, dass das Men's Health Magazine...«: Siehe *http://www.menshealth.com/mhlists/nutritious_foods_for_a_ healthy_body/muscle_enhancer_lentils.php?page=2*

»...die eine bekam 240 Kalorien in Form von Salzbrezeln...«: Heber, D. et al: Pistachio Nuts Reduce Triglycerides and Body Weight by Comparison to Refined Carbohydrate Snack in Obese Subjects on a 12-Week Weight Loss Program. *Journal American College of Nutrition,* Juni 2010; 29(3): 198-203.

»Das gipfelte in der Aussage...«: Mattes, RD et al.: Impact of Peanuts and Tree Nuts on Body Weight and Healthy Weight Loss in Adults. *Journal of Nutrition,* September 2008; 138(9): 1741S–1745S.

Regel 13

»Diese Verbindung ist so augenfällig...«: Morgenstern, B. et al.: Fast Food and Neighborhood Stroke Risk. *Annals of Neurology,* August 2009; 66(2): 165–170.

Regel 14

»Die medizinische Hochschule der Universität Massachussetts meldet...«: Yunsheng, M. et al: Association Between Eating Patterns and Obesity in a Free-Living US Adult Population. *American Journal of Epidemiology.* 1. Juli 2003; 158 (1): 85–92.

»Das Journal Pediatrics erklärt«: Timlin, MT et al.: Breakfast Eating and Weight Change in a 5-Year Prospective Analysis of Adolescents: Project EAT (Eating Among Teens). *Pediatrics.* März 2008; 121(3): e638–645.

»Und im European Journal of Neuroscience war zu lesen«: Goldstone, AP et al.: Fasting Biases Brain Reward Systems Towards High-Calorie Foods. *European Journal of Neuroscience,* Oktober 2009; 30(8): 1625–1635.

Regel 15

»Die Autoren eines Beitrags im Journal Appetite...«: Fay, SH et al.: What Determines Real-World Meal Size? Evidence for Pre-Meal Planning. *Appetite.* April 2011; 56(2): 284–289. Epub 11. Januar 2011.

Regel 17

»**Deshalb sollte Gemüsesuppe…**«: Rolls B. et al.: Serving Large Portions of Vegetable Soup at the Start of a Meal Affected Children's Energy and Vegetable Intake. *Appetite,* August 2011; 57(1): 213-219. Epub Mai 2011.

»**Wissenschaftler der Johns Hopkins-Universität konzentrieren sich dabei auf Grünkohl und Brokkoli**«: Dinkova-Kostova, L. et al.: Induction of the Phase 2 Response in Mouse and Human Skin by Sulforaphane-Containing Broccoli Sprout Extracts. *Cancer Epidemiology Biomarkers,* April 2007; 16(4): 847–851.

Regel 19

»**Laut Robert-Koch-Institut…**«: Thomas Penzel et al.: *Gesundheitsberichterstattung des Bundes, Heft 27: Schlafstörungen.* Robert-Koch-Institut (Hrsg.), Oktober 2005: 7. http://www.charite.de/dgsm/dgsm/downloads/fachinformationen/rki-bericht/schlafstoerung.pdf. Zugriff 7.3.2013.

»**Veränderungen des Gleichgewichts…**«: Nedeltcheva AV et al.: Sleep Curtailment is Accompanied by Increased Intake of Calories from Snacks. *American Journal of Clinical Nutrition,* Januar 2009; 89(1): 126–33.

Teil II

»**2009 demonstrierte das Brookhaven National Labora-tory ...**«: Wang, GJ et al.: Evidence of Gender Differences in the Ability to Inhibit Brain Activation Elicited by Food. *Proceedings of the National Academy of Sciences,* 27. Januar 2009; 106(4): 1249–54.

Dank

Dass die Arbeit an diesem Buch für mich ein derartiges Vergnügen war, verdanke ich in erster Linie meinem Co-Autor, Greg Critser. Sein Sinn für Humor und seine Begeisterung für dieses Buch stellten die perfekte Ergänzung zu meiner Energie dar, und in dieser anregenden Atmosphäre entwickelte sich der Plan wie von selbst. Die wöchentlichen Anekdoten von Gregs Neffen waren dabei ungemein hilfreich.

Meiner rechten Hand, Nicole Trinler, danke ich, dass sie meinen Zeitplan geduldet und mich zur Arbeit gescheucht hat, auch wenn ich vollkommen erschöpft und überreizt war! Nicole behält immer die Übersicht und hilft mir, alles unter einen Hut zu bekommen. Ohne sie wäre dieses Buch nicht pünktlich fertig geworden.

Meinen Agenten, Brett Hansen und Richard Abate, danke ich für ihren Einsatz für dieses Buch und den Blick auf meine weitere Karriere. Ohne die Unterstützung von Brett Hansen wäre ich heute nicht da, wo ich bin.

Auch wenn es schon klingt, als hätte man mir einen Oscar verliehen, danke ich doch meinem Anwalt, P. J. Shapiro. Er achtet darauf, dass alles unterschrieben, besiegelt und geliefert wird.

Ein dreifaches Hoch auf Marnie Cochran, meine Lektorin bei Ballantine. Um dieses Buch unter die Leute zu bringen, habe ich mir in New York die Füße wund gelaufen, aber als wir uns begegneten, wusste ich sofort, dass sie mich verstanden hatte. Noch am selben Tag konnte unsere Zusammenarbeit beginnen, und solche Leute liebe ich einfach. Ich springe am liebsten ins kalte Wasser, denn nur so kommen die Dinge in Bewegung, und Marnie denkt ebenso.

Ebenso danke ich dem ganzen Team bei Ballantine für seinen unablässigen Einsatz für dieses Projekt. Ich kann mich glücklich schätzen, bei einem derart schlagkräftigen, prestigeträchtigen Verlag gelandet zu sein.

Mein Dank gilt auch Justin Anderson, meinem besten Freund, der sich bemüht, mich in einem wahnwitzigen Geschäft bei Verstand zu halten, und das ist nun wirklich nahezu unmöglich. Zudem ist Justin einer der coolsten Menschen, die ich kenne.

Ich danke Joel Relampagos, meinem Produzenten bei *The Biggest Loser,* der bei der Arbeit das Beste aus mir herausholt. Der Mann, den Sie in meiner Show sehen, ist *sein* Werk. Er ist der beste Produzent, mit dem ich je gearbeitet habe.

Und dann danke ich natürlich den Menschen, die mir nahestehen und mich zu dem gemacht haben, der ich bin: Cristi Conaway, Mark Murphy, Coco Murphy, Miles Murphy, Ally George (meine Mee), Kate Angelo, Eric Duffy, Michael Martin, Darren Gold und Pat Grantham. Euch alle liebe ich sehr!

Oh, einen Moment noch! Einen muss ich noch nennen. Danke, Karl – mein wunderbarer Hund! Karl wurde mir vor fast zwei Jahren vorgestellt. Man hatte ihn ausgesetzt, und angesichts seiner vielen Verletzungen war er vor Schmerzen fast ohnmächtig. Ich habe mich auf der Stelle in ihn verliebt und von Anfang an überall hingeschleppt. Er ist witzig, hat Charisma und ist ungemein entspannt. Während der Arbeit an diesem Buch lag er mir zu Füßen, und jetzt, wo ich diese Worte schreibe, schnarcht er neben mir auf dem Sessel. Er erinnert mich an bedingungslose Liebe und daran, mich nicht dauernd über Kleinigkeiten aufzuregen. Ich habe eine ganze Menge von dem Kleinen gelernt... Okay, jetzt muss ich ihn erstmal richtig durchknuddeln.

Rezeptregister

Abendsalat, Standard- 212

Apfel, Haferbrei mit 242

Apfel, Joghurtshake mit Beeren und 247

Asialachs auf Sesamgrünkohl 280

Asiatischer Nudelsalat (kalt) 272

Aubergine, gebackene 217

Auberginenpizza 259

Avocado-Salat, Heilbutt mediterran an Spargel und 284

Avocadowrap mit Pesto 270

Balsamico-Dressing 222

Bananen-Erdbeer-Smoothie 247

Bananen-Heidelbeer-Proteinbomben 242

Bananen-Nuss-Muffins mit Zimt 244

Bananen-Nuss-Pfannkuchen 243

Bauernpfanne, grüne, mit Huhn 289

Beeren zum Frühstück 240

Beeren, Haferflockenküchlein mit warmen 245

Beeren, Joghurtshake mit Apfel und 247

Blumenkohl, gebackener 219

Blumenkohlmus, Steak mit Spinat und 279

Bob's Mean Green Drink 226

Bobs große Gemüsepfanne 214

Bobs Spezialsalat 213

Brokkoli oder Spargelbrokkoli aus der Pfanne 221

Brötchen mit Gemüseburger 271

Brühe, selbst gekochte 226

Burger, magerer 210

Burrito mit Süßkartoffel und schwarzen Bohnen 274

Champignonsuppe mit Perlgraupen 266

Chili-Dressing 222

Cipotle-Putentacos 249

Curryhuhn, rotes, mit Grünkohl 294

Curryhuhn-Quinoasalat 263

Eier, grüne, mit Kochschinken 229

Eier, Ranch- 233

Eiersandwich, italienisches 232

Emmer, Gemüsesalat mit Thunfisch und 261

Fajitas 260

Feigensalat 256

Fenchelsalat und glasierte rote Bete mit Huhn 277

Feurige Frühstückspita 235

Fisch, gebackener 204

Fitmacher-Frühstück 234
Französischer Geflügelsalat im Wrap 257
Frittata mit Süßkartoffeln und Kräutern 237
Frühlingsomelett mit Toast 238
Frühstückspita, feurige 235
Frühstücksquesadilla 239
Frühstückssandwich, das perfekte 228
Frühstückswrap Caprese 236

Gebackene Aubergine 217
Gebackene Hähnchenbrust mit Pesto 291
Gebackene Tomaten 216
Gebackene Tomaten, Wildlachs mit Zitronen-Oregano-Öl und 286
Gebackene Yamspuffer 215
Gebackener Blumenkohl 219
Gebackener Fisch 204
Gebackener Heilbutt 290
Gebackenes Gemüse mit Orangen-glasur 273
Gebackenes Gemüse mit Pesto-Spaghetti-Kürbis 275
Gebackenes Huhn mit frischen Kräutern 207
Geflügelsalat, französischer, im Wrap 257
Gefüllte Hähnchenbrust und gebackene Zucchini 282
Gegrillter Spargel 218
Gemüse, gebackenes, mit Orangen-glasur 273
Gemüse, gebackenes, mit Pesto-Spaghetti-Kürbis 275
Gemüseburger, Brötchen mit 271
Gemüsefrittata 203

Gemüsepfanne, Bobs große 214
Gemüsesalat mit Thunfisch und Emmer 261
Getreidepfanne 262
Glasierte rote Bete und Fenchelsalat mit Huhn 277
Glasiertes Orangenhuhn 276
Grüne Bauernpfanne mit Huhn 289
Grüne Eier mit Kochschinken 229
Grünkohl, rotes Curryhuhn mit 294
Grünkohl, texanisches Huhn mit 248

Hacksalat mit Huhn 286
Haferbrei mit Apfel 242
Haferbrei mit Kürbis 241
Haferflockenküchlein mit warmen Beeren 245
Hähnchenbrust, gebackene, mit Pesto 291
Hähnchenbrust, gefüllte, und gebackene Zucchini 282
Harper-Hummus, garantiert ölfrei 211
Heilbutt mediterran an Spargel und Avocado-Salat 284
Heilbutt, gebackener 290
Herzhafte Tomatensuppe 267
Huhn mit Parmesankruste 288
Huhn, gebackenes, mit frischen Kräutern 207
Huhn, glasierte rote Bete und Fenchelsalat mit 277
Huhn, grüne Bauernpfanne mit 289
Huhn, Hacksalat mit 286
Huhn, texanisches, mit Grünkohl 248

Hühnerstreifen, mediterraner Salat mit gegrillten 255
Hummus, Harper-, garantiert öl-frei 211

Italienisches Eiersandwich 232

Joghurtshake mit Apfel und Beeren 247
Joghurtshake, Skinny!- 225

Kichererbsen, Nizzasalat mit Thun-fisch und 258
Kräuter, Frittata mit Süßkartoffeln und 237
Kräuter, gebackenes Huhn mit frischen 207
Kräuteromelett 230
Kürbis, Haferbrei mit 241

Lachsküchlein auf Mangold 287
Lachsspieße 293
Linsensuppe, würzige 268

Magerer Burger 210
Mango-Heidelbeer-Parfait 246
Mangold, Lachsküchlein auf 287
Mangosalat, Thunfischsalat mit 250
Mediterraner Salat mit gegrillten Hühnerstreifen 255

Nizzasalat mit Thunfisch und Kichererbsen 258
Nudelsalat, asiatischer (kalt) 272

Omelett 201
Omelett, Frühlings- mit Toast 238
Omelett, Kräuter- 230
Orangenhuhn, glasiertes 276

Perlgraupen, Champignonsuppe mit 266
Pesto 224
Pesto, Avocaowrap mit 270
Pesto, gebackene Hähnchenbrust mit 291
Pesto-Spaghetti-Kürbis, gebackenes Gemüse mit 275
Pfanne, Brokkoli oder Spargel-brokkoli aus der 221
Pilze, Rührei mit Spargel mit 231
Putenburger Italia 285
Putenchili 253
Putenfrikadellen 208
Putenpita Gärtnerin 254

Quinoasalat, Curryhuhn- 263

Rancheier 233
Rosmarinlachs mit Spargel 278
Rotes Curryhuhn mit Grünkohl 294
Rührei mit Spargel und Pilzen 231

Schaschlickspieße 291
Schwarze Bohnen, Burrito mit Süßkartoffel und 274
Schweinelende mit Zitronen-thymian 281
Selbst gekochte Brühe 226
Senf, Vinaigrette mit 223
Senfsauce 224
Sesamgrünkohl, Asialachs auf 280
Skinny!-Joghurtshake 225
Spargel, gegrillter 218
Spargel, Heilbutt mediterran an Avocado-Salat und 284
Spargel, Rosmarinlachs mit 278
Spargel, Rührei mit Pilzen und 231
Spezialsalat, Bobs 213

Spinat, Steak mit Blumenkohlmus
und 279
Spinatbolognese 252
Standard-Abendsalat 212
Steak mit Blumenkohlmus und
Spinat 279
Süßkartoffel, Burrito mit schwarzen
Bohnen und 274
Süßkartoffel, Frittata mit Kräutern
und 237

Talapiatasche 283
Texanisches Huhn mit Grünkohl
248
Thunfisch, Gemüsesalat mit
Emmer und 261
Thunfisch, Nizzasalat mit Kicher-
erbsen und 258
Thunfischsalat für Eilige 206
Thunfischsalat mit Mangosalat 250

Tomaten, gebackene 216
Tomaten, gebackenen, Wildlachs
mit Zitronen-Oregano-Öl und
286
Tomatensuppe, herzhafte 267

Vinaigrette mit Senf 223

Wildlachs mit Zitronen-Oregano-Öl
und gebackenen Tomaten 286
Wrap, französischer Geflügelsalat
im 257
Würzige Linsensuppe 268

Yamspuffer, gebackene 215

Zitronenthymian, Schweinelende
mit 281
Zucchini, gebackene, und gefüllte
Hähnchenbrust 282

Sachregister

Abendmahlzeit 68
Ablenkungen 107
Agavendicksaft 73
Akne 98f.
Alkohol 32 ff., 124
Alterserkrankung 57
Alterung 63, 116
Amputation 39, 57
Anthocyane 62
Äpfel 61-66, 143 f.
Apfelpektin 75
Appetitanregung 68
Aspartam (E 951) 77, 84
Atembeschwerden 77
Atkins-Diät 84
Augenschäden 57
Avocados 145

Bakterien 64
Ballaststoffe 30, 53, 56, 58 f., 62 ff.,
    67 ff., 71, 75, 81, 86, 88, 90 ff., 94,
    102, 115f., 143 ff., 154
Bananen 145
Bauchspeicheldrüse 33, 39, 57, 68,
    97
Beeren 59, 61-66, 102, 104, 143 f.
Betakarotin 62
Bier 32
Bioprodukte 66, 140
Björck, Inger 51

Blähungen 91
Blindheit 39, 57
Blutdruck 40, 112
Blutzucker 16, 33, 39 f., 51, 62,
    102
Body Mass Index (BMI) 58, 93
Bohnen 56, 60, 90 ff., 94
– weiße 91 f.
Brokkoli 116 f.
Brot 54f., 60
– Ezekiel- 54, 94, 153
Butter 74
Butz, Earl 95

Campbell, T. Colin 42
Cappuccino 31, 35
Cholesterin 40, 57, 93, 97, 99
– LDL- 62
Cola 29 f.
Crystal, Billy 98

Darmflora 64
Darmkrebs 57
Dehydrierung, chronische 26
Depressionen 14
Diabetes 29, 34, 39, 49
– -Typ-2- 57 f., 83, 97
Diätgetränke 29
Dinkel 52, 54
Durchfall, chronisches 99

E 435 (Polysorbat 60) 77
E 951 (Aspartam) 77
Eier 44, 102f., 138, 201
Einkaufen 108
Einkorn 52, 147
Eiweiß s. Proteine
Ellagitannine 62
Emmer 52, 54, 147
Energie 38, 64, 71, 74, 93
Entspannungsbad 125
Entzündungen 39, 57
– chronische 116
Erdbeeren 145
Erschöpfung 9, 27
Essverhalten, emotionale 135
Ezekiel-Brot 54, 94, 153

Farbstoffe 76
Fasern 53-60, 75, 88
– lösliche 56f.
– unlösliche 56f.
Fast Food 95-99
Fertigbackwaren 74
Fertigprodukte 77, 82, 95f.
Fett 16, 74, 76f., 81, 93, 97f., 102
– gesättigte 74
– ungesättigte 74
– -zellen 81, 83
Fettsäuren, essenzielle 38
Fisch 37-40, 204
Flüssigkeitseinlagerungen 113
Folsäure 62
Forberg, Cheryl 135
Frauen 135f.
Fressorgien 9
Frittieren 88, 95-99
– Pseudo- 88
Frühstück 17, 100-104
Fußinfektionen 57

Gallensteine 18, 99
GDA (general daily allowance) 78
Geflügel 207
Gemüse 15, 53f., 56, 60, 62, 69,
    72, 81, 87, 90, 103, 114-118, 124,
    139ff., 212ff.
– -suppe 115
– Wurzel- 87ff.
Gerste 52, 56, 75
– -graupen 147
Geschmacksverstärker 77
Getreide 49f., 54, 146
Gewohnheiten 132
Glutamat 77
Gluten 53
– -allergien 50
Grundenergieverbrauch 25
Grünkohl 116f.

Haferbrei 102
Haferflocken 102, 104
Haut 63
– -alterung 57, 98
– -ausschlag 50
Hefe, autolysierte 78
Hefeextrakt 78
Heidelbeeren 144
Herz 102
– -erkrankungen 49, 92
– -infarkt 39, 62, 93, 97, 112, 123
Honig 33, 73, 104
Huhn 45
Hülsenfrüchte 90f., 211

Immunerkrankungen 50
Immunsystem 97
Inhaltsstoffe 70-78
Insulin 16, 33, 51, 57, 68, 97, 102
– -spitze 68

Joghurt 15
– griechischer 103 f.

Kaffee 31, 34 f., 124, 150
Kalium 18, 26
Kalorien 28-31, 37, 51, 73 f.
Kalzium 78, 116
Kartoffeln 86 ff.
– -stärke 75
– Süß- 87 f.
Käse 47 f.
Kaseinat 78
Keime 50 f.
Kerne 90
Kichererbsen 91
Kinder 148 f.
Kleie 50, 56, 75
Knochen 40
Kochen 95, 105-110
Kochsalz 73
Koffein 34 f.
Kohlenhydrate 16, 33 f., 47, 49, 51,
    67 ff., 71, 75, 77, 92, 119
– Netto- 75 f., 87, 102
– natürliche 75
– raffinierte 75
– stärkehaltige 50, 67
– verwertbare 75
Komplettbrei 89
Kondensmilch 32
Konservierungsstoffe 76
Kopfschmerzen 77
Körperabwehr 39
Kräuter 139
– -tee 29

Lachs 40
Lagerung 109 f.
Lamas, Fernando 98

Langeweile 36, 45
LDL-Cholesterin 62
Lebensmittelfarbe 77
Leber 39, 51, 83, 97
Leguminosae 91
Leinsamen 56
Light-Produkte 76
Linolsäuren, konjugierte (CLA)
    46
Linsen 91
Luftnot 123

Mais 56, 95
– -mehl 28
– -sirup 28, 33, 73, 77, 83
Mandeln 92
Männer 135 f.
Meeresfrüchte 38
Milch 16, 31 f.
Mineralstoffe 26, 51
– -präparate 27
Minigurken 154
Mittagessen 67 ff.
Mononatriumgehalt 77
Mundgeruch 99
Muskeln 27, 40, 46, 97, 136

Nährstoffe 50, 78, 86
Natrium 78
– -glutamat 78
Nerven 98
– -schäden 39
Nettokohlenhydrate 75 f., 87,
    102
Niedergeschlagenheit 9
Nieren 26
Nudeln 53 f., 147
Nüsse 15, 56, 90, 92 ff., 104
Nussmus 94, 138

Obst 15, 30, 56, 59, 62-65, 69, 72, 81, 84, 87, 90, 124, 143 ff.
Olivenöl 74
Omega-3-Ei 44, 103
Omega-3-Fettsäuren 38 ff., 46

Packungsgröße 74
Pasta 53 f.
Pastinaken 87 f.
Pflanzenstoffe, sekundäre 62, 92
Phytochemikalien 62, 64
Phytonährstoffe 62 ff.
Pistazien 92
Planung 106, 127 f.
Plaqueablagerungen 39
Pollan, Michael 108
Polysorbat 60 (E 435) 77
Popkins, Barry 33, 49
Portionsanzahl 72
Portionsgröße 70, 72, 79 ff., 113
Portionskontrolle 80
Probiotika 64
Proteine 18, 36-48, 51, 54 f., 67, 69, 73, 81, 91 f., 103, 137 f.
– C-reaktives (CRP) 93
– hydrolysierte 77
– pflanzliche 41 ff., 91
– tierische 41 ff., 90
Pseudofrittieren 88
Pute 45

Quercetin 62
Quinoa 147

Rapini 117
Rapsöl 74
Reis, polierter 49, 56
Reizdarm 49, 99
Restaurantportionen 96

Rind 46 f.
– -fleisch 210
Roggen 52
Rolls, Barbara 63, 115
Ronnen, Tal 44
Rotwein 32, 128
Rüben 87 f.

Saft 16, 30, 33, 64, 143
Sahne 32
Salz 26, 77, 111 ff.
– Koch- 73
Samen 56, 90
Sättigung 25, 34, 51, 58, 63 f., 84, 93, 103
Schlaf 119, 122 ff.
– -apnoe 98, 123
– -losigkeit 122
– -störungen 122
Schlaganfall 39, 93, 97, 112
Schluckstörungen 97
Schmalz 74
Schnarchen 123
Schwangerschaft 77
Schwarztee 124, 150
Schwein 45
Schwitzen 25
Selbstdisziplin 132
Selbstvertrauen 132
Selen 62
Smog 116
Smoothie 30, 65
Sodbrennen 97, 99
Softdrinks 28 f., 110
– -Eliminator 29
Spargel, italienischer 117
Speiseröhrenkrampf 97
Sportgetränke, isotonische 30
Stabilisatoren 76

Stärke 87
Steakhouse-Syndrom 97
Stevia 84
Stoffwechsel 17, 46, 62
Stress 9
Sulforaphan 116
Suppen 118
Süßkartoffeln 87f.
Süßstoffe, künstliche 31, 76, 82 ff.

Tempeh 48
Thunfisch 40
Tiefkühltruhe 65, 72
Tofu 48
Tränensäcke 113
Transfette 74
Trinkwassersprudler 110
Trockenfrüchte 143
Typ-2-Diabetes 57 f., 83, 97

Übelkeit 77
Upton, Sam 43

Veganer 41, 48
Vegetarier 48
Verdauung 25, 33, 50 f., 63
Verletzungen 98
Vitamin C 62, 78, 116
Vitamin E 62

Vitamin K 116
Vitamine 30, 51, 55, 62
– -präparate 18, 27
Vollkorn 15, 50-54, 56, 58, 75 f.

Waage 14, 18
Walnüsse 92
Wasser 25 ff., 34, 101, 104, 128
Wein 32, 61
– Rot- 32, 128
Weißmehl 49
Weizen 52 ff.
– -mehl 50, 75
Wurzelgemüse 87 ff.

Xanthelasmen 99

Yoga 125

Zähne 97
Zahnfleisch 97
Zellen 57
– -Fett- 83, 136
Zitronen 113
Zubereitung 109 f.
Zucker 30, 32 f., 51, 57, 67 f., 71, 73,
   76, 81-85, 95, 97 f., 115
Zusatzstoffe 76

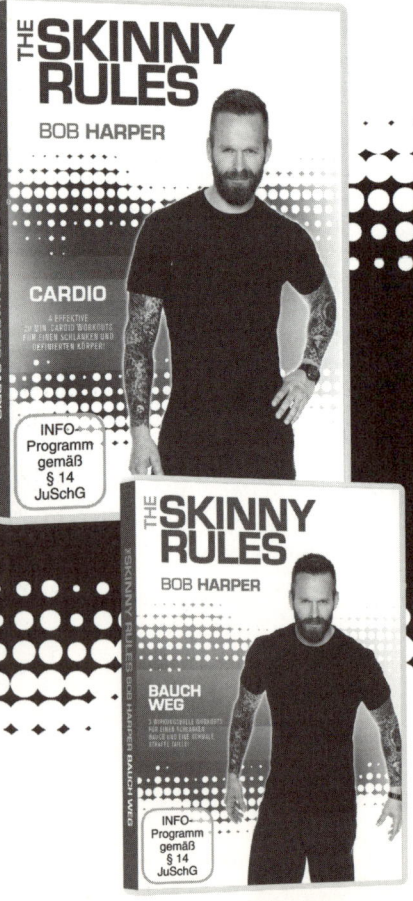
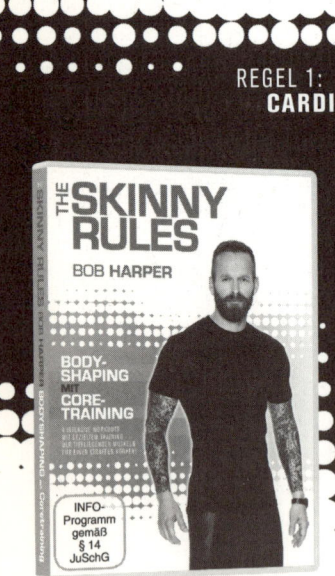

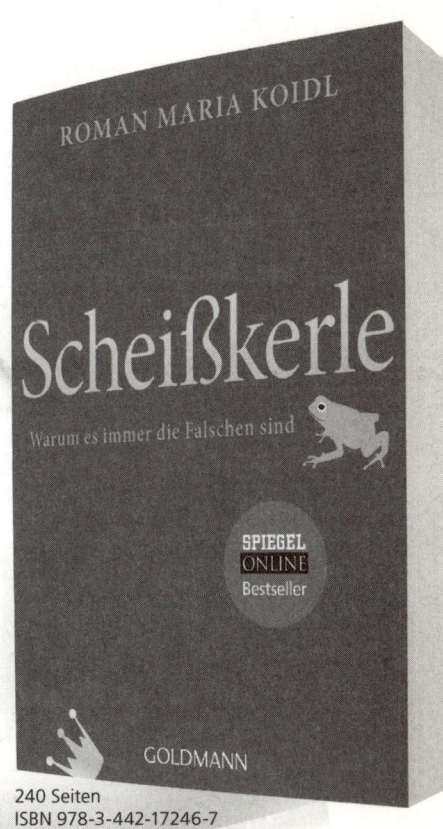

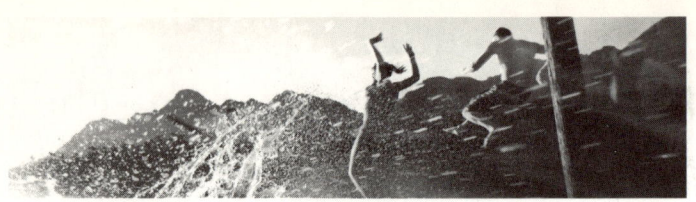

Um die ganze Welt des
GOLDMANN Verlages
kennenzulernen, besuchen Sie uns doch
im **Internet** unter:

www.goldmann-verlag.de

Dort können Sie
nach weiteren interessanten Büchern *stöbern*,
Näheres über unsere *Autoren* erfahren,
in *Leseproben* blättern, alle *Termine* zu Lesungen und
Events finden und den *Newsletter* mit interessanten
Neuigkeiten, Gewinnspielen etc. abonnieren.

Ein *Gesamtverzeichnis* aller Goldmann Bücher finden
Sie dort ebenfalls.

Sehen Sie sich auch unsere *Videos* auf YouTube an und
werden Sie ein *Facebook*-Fan des Goldmann Verlags!

www.goldmann-verlag.de
www.facebook.com/goldmannverlag

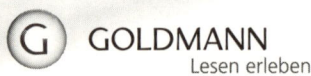